现代医学与内科临床诊疗

刘　英　韩荣凤　王文一 ◎主编

汕頭大學出版社

图书在版编目（CIP）数据

现代医学与内科临床诊疗 / 刘英，韩荣凤，王文一
主编 . -- 汕头：汕头大学出版社，2024.1
　　ISBN 978-7-5658-5250-3

　　Ⅰ . ①现… Ⅱ . ①刘… ②韩… ③王… Ⅲ . ①内科－
疾病－诊疗 Ⅳ . ① R5

　　中国国家版本馆 CIP 数据核字（2024）第 041592 号

现代医学与内科临床诊疗
XIANDAI YIXUE YU NEIKE LINCHUANG ZHENLIAO

主　　编：刘　英　韩荣凤　王文一
责任编辑：陈　莹
责任技编：黄东生
封面设计：青　青
出版发行：汕头大学出版社
　　　　　广东省汕头市大学路 243 号汕头大学校园内　邮政编码：515063
电　　话：0754-82904613
印　　刷：河北朗祥印刷有限公司
开　　本：710mm×1000mm　1/16
印　　张：11.25
字　　数：200 千字
版　　次：2024 年 1 月第 1 版
印　　次：2024 年 8 月第 1 次印刷
定　　价：98.00 元
ISBN 978-7-5658-5250-3

前言

Preface

　　随着科技的快速发展，医学领域不断涌现新的技术和研究成果。传统的医学模式中，通常采用相同的治疗方法和药物方案来对待相似的病症。而现代医学强调个体化医疗，将医疗决策和治疗方案根据患者的个体差异和病情特点进行定制化，这种个体化的诊疗方式可以提高治疗效果，并减少不必要的风险和副作用。内科临床诊疗涉及多个专业领域的知识和技术，如心脏病学、肾脏病学、内分泌学等。现代医学促进了不同学科之间的协作与交流，医生可以共享知识、共同制定治疗方案，从而提高内科临床诊疗的综合效果。现代医学与内科临床诊疗的背景是多方面的，包括科学进步、技术创新、数据分析和跨学科协作。

　　鉴于此，笔者写了《现代医学与内科临床诊疗》一书，本书首先对现代医学内科临床常见症状、诊断方法、诊疗技术进行解读；其次对内分泌临床诊疗、心血管内科临床诊疗、代谢病临床诊疗、神经内科临床诊疗进行分析，从而进一步了解现代医学与内科临床诊疗。

　　本书以通俗的语言，科学的论证，合理的理论结构，力求达到理论与实践相结合，为读者详细解读了现代医学与内科临床诊疗的相关内容，对现代医学与内科临床诊疗的相关从业人员具有辅助与借鉴价值。

　　在撰写本书的过程中，笔者参考了很多相关专家的研究文献，同时得到了众多专家学者的尽心指导与鼎力支持，在此表示真挚的谢意。由于涵盖内容较多，篇幅有限，尽管主观上尽了最大努力，翻阅了无数资料，进行了多次修改与校验，但书中所涉及的内容难免有疏漏之处，希望各位读者提出宝贵意见，以便笔者进一步修改，从而使本书日渐完善。

目 录

Contents 录

第一章　现代医学内科临床诊疗概论

现代医学内科临床诊疗通过综合运用多种医学技术和方法，致力于提高疾病的诊断准确性和治疗效果，以达到促进患者康复和健康的目的。鉴于此，本章对现代医学内科临床常见症状、现代医学内科临床常用诊断方法、现代医学内科临床常用诊疗技术展开论述。

第一节　现代医学内科临床常见症状

一、发热症状

（一）发热的机制

"正常人的体温受体温调节中枢调控，并通过神经、体液因素使产热和散热过程呈动态平衡，保持体温在相对恒定的范围内。"[1]当机体在致热原作用下或各种原因引起体温调节中枢功能障碍时，体温升高超出正常范围，称为发热。正常人体温保持在一定范围内，腋窝温度为36℃～37℃，口腔温度为36.3℃～37.2℃，直肠温度为36.5℃～37.7℃。正常体温在不同个体之间略有差异，且常受机体内、外因素的影响而稍有波动。下午体温较早晨稍高，剧烈运动、劳动或进餐后体温也可略升高，但一般波动范围不超过1℃。发热是机体对致病因素的一种全身反应。

1.发热的外源性致热原

外源性致热原的种类甚多，包括五个方面：①各种微生物病原体及其产物，如细菌、病毒、真菌及支原体等；②炎性渗出物及无菌性坏死组织；③抗原抗体

---

① 郭礼，苏宝庆，张新梅等.最新临床内科诊疗精要 [M].西安：西安交通大学出版社，2018：4.

复合物；④某些类固醇物质，特别是肾上腺皮质激素的代谢产物原胆烷醇酮；⑤多糖体成分及多核苷酸，淋巴细胞激活因子等。外源性致热原多为大分子物质，特别是细菌内毒素分子量非常大，不能通过血脑屏障直接作用于体温调节中枢，而是通过激活血液中的中性粒细胞、嗜酸性粒细胞和单核—巨噬细胞系统，使其产生并释放内源性致热原，引起发热。

2.发热的内源性致热原

又称白细胞致热原，如白介素（IL）、肿瘤坏死因子（TNF）和干扰素等。内源性致热原一方面通过血脑屏障直接作用于体温调节中枢的体温调定点，使调定点上升，体温调节中枢必须对体温加以重新调节发出冲动，并通过垂体内分泌因素使代谢增加或通过运动神经使骨骼肌战栗（临床表现为寒战），使产热增多；另一方面可通过交感神经使皮肤血管及竖毛肌收缩，停止排汗，散热减少，这一综合调节作用使产热大于散热，体温升高而引起发热。

其他原因也会导致产热增加或散热减少，引起发热。包括三个方面：①体温调节中枢直接受损，如颅脑外伤、出血、炎症等。②引起产热过多的疾病，如癫痫持续状态、甲状腺功能亢进症等。③引起散热减少的疾病，如广泛性皮肤病、心力衰竭等。

（二）发热的表现

发热之初，由于皮肤血管收缩，温度下降，患者常先有发冷、皮肤苍白及寒战。发热时，呼吸频率加快。高热可引起头痛，甚至中枢神经系统功能紊乱，出现意识不清、昏迷、惊厥、谵妄等。发热时消化功能及胃肠道运动失调，常出现纳差、恶心、呕吐、腹胀、便秘等。发热时体力消耗增加，故可出现倦怠无力、肌肉酸痛、周身乏力等，因肾血流减少、呼吸加速所致失水及经皮肤失水增加等原因，可出现口渴、少尿、尿色加深等改变，退热时伴随散热可出现大量出汗及皮温降低。按发热程度的不同，可将发热分为四种类型。①低热：37.3℃～38℃。②中等发热：38.1℃～39℃。③高热：39.1℃～41℃。④超高热：41℃以上。

1.发热的过程阶段

（1）体温上升期：体温上升期常有疲乏无力、肌肉酸痛、皮肤苍白、畏寒或寒战等现象。体温上升有骤升型和缓升型两种方式；骤升型体温在几小时内达39℃以上，常伴有寒战，小儿易发生惊厥，见于疟疾、流行性感冒等；缓升型体温逐渐上升，在数日内达高峰，多不伴寒战，如伤寒、结核病等所致的发热。

（2）极期：是指体温上升达高峰之后保持一定时间，持续时间的长短可因病因不同而有差异。例如，疟疾可持续数小时，流行性感冒可持续数天，伤寒则可为数周。

（3）体温下降期：由于致热原的作用逐渐减弱或消失，体温中枢的体温调定点逐渐降至正常水平，使体温降至正常。此期表现为出汗多，皮肤潮湿。体温下降有骤降和渐降两种方式：骤降指体温于数小时内迅速下降至正常，有时可略低于正常，常伴有大汗淋漓，常见于疟疾等；渐降指体温在数天内逐渐降至正常，如伤寒等。

2.发热的热型及意义

某些传染病具有特征性热型，有助于疾病的鉴别，常见热型有五种：①稽留热，体温在39℃～40℃左右，一天之内体温波动范围不超过1℃，持续时间较长，可连续数月不退。多见于伤寒、大叶性肺炎等。②弛张热：体温一般为39℃以上的高热，一天内体温波动大于1℃，即使体温在最低时也高于正常，常见于急性化脓性感染、风湿热、结核病等。③间歇热：体温骤升达39℃以上，持续数小时或更长，然后下降至正常，再经数小时或数日后再次升高，如此反复发作，最常见于疟疾。④波浪热：体温逐渐上升，达高峰后逐渐下降，下降至一定程度后又逐渐上升，如此反复，温度曲线是波浪形，常见于布鲁氏杆菌病等。⑤回归热：高热持续一段时间消退，间歇数天后再次出现，如此反复，常见于淋巴瘤、回归热等疾病。需要特别指出的是，由于当前医疗条件的改善及抗生素的应用，一些典型的热型在临床上已不常见。

（三）发热的病因

导致机体发热的原因较多，归纳起来可分为感染性与非感染性两大类，以感染性者最常见。

第一，感染性发热。病原体包括细菌、病毒、支原体、衣原体、立克次体、真菌、寄生虫等。

第二，非感染性发热。重度外伤、手术、心肌梗死、恶性肿瘤等，因坏死物质的吸收可导致发热，风湿病、血清病、药物热、系统性红斑狼疮等变态反应因素也可引起发热，甲状腺功能亢进、大量脱水、中暑及自主神经功能紊乱等也可引起发热。

（四）发热的诊断

（1）起病的时间，季节，起病的急缓、病程的长短、体温升高的程度及持续或间隔的时间，诱发因素等。

（2）有无畏寒、寒战，大汗或盗汗。

（3）询问各系统的症状，有时不同系统或器官的主要症状可提示病因所在的部位。

（4）诊治经过，包括用药名称、剂量、疗效等，特别是对抗生素、返热药、糖皮质激素等药物的使用经过需要详尽地了解。

（5）患病以来的精神状态、食欲、体温的改变，睡眠及大小便情况。

（6）传染病接触史、疫水接触史、手术史、流产或分娩史、服药史、职业特点等方面的资料也可为疾病诊断提供重要的线索。

（五）发热的检查

应对发热患者进行系统性全身检查，特别要注意皮肤，黏膜，浅表淋巴结，心、肺、腹（包括肝，脾，胆囊）、四肢及神经系统的检查。

血、尿、粪便的检查常可提供进一步的诊断线索，血液检查着重于血细胞计数及血沉测定，必要时可做血培养。一般情况下，细菌性和化脓性感染时血细胞计数增加，尤其中性粒细胞比例增加明显；病毒感染时则常可见白细胞计数变化不大甚或下降，而淋巴细胞比例则上升。白细胞分类计数及血小板计数时对诊断白血病等血液病有重要价值。例如，发热的同时伴有贫血，应进一步进行网织红细胞、骨髓象及其他溶血、凝血方面的检查。大便检查应注意性状、细胞成分及虫卵的观察，X线检查对寻找潜在的病灶，如结核等有很大帮助，有时还需进行细菌学、血清学及寄生虫等方面的检查。

（六）发热的伴随症状

第一，发热伴寒战。见于肺炎球菌肺炎、败血症、胆囊炎、流行性脑脊髓膜炎、疟疾等。

第二，发热伴黏膜充血。见于麻疹、流行性出血热、钩端螺旋体病、斑疹伤寒等。

第三，发热伴单纯疱疹。见于肺炎球菌肺炎、疟疾、流行性脑脊髓膜炎等。

第四，发热伴皮疹。见于麻疹、风疹、水痘、伤寒、猩红热、药物热、风湿热等。

第五，发热伴皮肤黏膜出血。见于流行性出血热、败血症、急性白血病、急性再生障碍性贫血等急性传染病和血液病。

第六，发热伴淋巴结肿大。见于传染性单核细胞增多症、淋巴结结核、局灶性化脓性感染、白血病、转移癌等。

第七，发热伴肝脾大。见于病毒性肝炎、肝及胆管感染、急性血吸虫病、白血病、恶性淋巴瘤等。

第八，发热伴关节肿痛。见于风湿热、败血症、猩红热、痛风等。

二、疼痛症状

疼痛是临床常见的症状，也是促使患者就医的主要原因。疼痛是一种不愉快的感觉和情绪上的感受，伴随着现有的或潜在的组织损伤，是一种主观性的感觉体验。疼痛对机体的正常生命活动具有保护作用，但强烈或持久的疼痛又会造成生理功能的紊乱，甚至休克。

疼痛发生的机制尚不完全清楚，一般而言神经末梢（伤害性感受器）受到各处伤害性刺激（物理的或化学的）后，经过传导系统（脊髓）传至大脑，而引起疼痛感觉。任何形式的刺激，达到一定的强度，都能引起疼痛。引起疼痛的刺激物称为致痛物质，包括：乙酰胆碱，5-羟色胺，组胺，缓激肽及钾离子，氢离子和组织损伤时产生的酸性产物等。前列腺素E，可提高疼痛感受器对化学介质和其他致痛刺激的敏感性，疼痛感受器是游离神经末梢，外周感受器受刺激后，冲动经脊髓的后根神经节细胞，并沿脊髓丘脑侧束进入内囊传至大脑皮质中央后回的第一感觉区，引起定位准确的疼痛感觉。头面部的痛觉由三叉神经传导至丘脑束，再上行至脑桥与脊髓丘脑束汇合，进入大脑皮质中央后回第一感觉区，内脏的痛觉冲动主要通过交感神经传入，经后根进入脊髓，沿与躯体神经相同的途径到达大脑感觉中枢。气管与食管的痛觉则是通过迷走神经干内的传入纤维进入中枢而上传的，疼痛按发生的部位与传导途径不同，可分为皮肤痛，内脏痛（类似内脏痛和真性内脏痛），深部痛，牵涉痛。

皮肤痛：皮肤受一定强度的刺激后产生两种不同性质的痛，其特点为皮肤痛有明确定位；双重痛感，皮肤受损后首先出现的是一种尖锐的刺痛——快痛，在1~2秒后出现一种烧灼样痛——慢痛。撤离刺激后快痛很快消失，而慢痛持续数秒并伴有情绪反应、心血管和呼吸的变化。

真性内脏痛：是内脏本身受到刺激时产生的疼痛，为一种钝痛，酸痛或烧灼痛，也可为绞痛，由空腔脏器的扩张、痉挛或强烈收缩，化学物质的刺激，脏器的牵拉引起。其特点为内脏痛位于身体内部，发生得较缓慢，但持续时间较长；缺乏双重痛感；定位不明确，疼痛区域边缘不易确定。

类似内脏痛：是由体腔的壁层受刺激引起的疼痛，如胸膜，腹膜受到炎症，压力，摩擦或手术等导致的疼痛。此种疼痛还有一个特点是其相应脊髓神经段的皮肤出现疼痛或痛觉过敏。

深部痛：深部痛可能是由多种原因引起的，包括肌肉损伤、神经疾病、内脏疾病、骨骼问题等。

牵涉痛：牵涉痛是指内脏器官或深部组织的疾病引起的疼痛，可在体表的某一部位也发生痛感或痛觉过敏区。因为有病变的内脏神经纤维与体表某处的神经纤维经同一脊髓节段面进入脊髓，来自内脏的传入神经纤维途经脊髓上行到大脑皮质，除反映内脏痛外，还会影响同一脊髓段的体表神经纤维，传导和扩散到相应的体表部位而引起疼痛，如心绞痛，除在心前区及胸骨后引起疼痛外，还可放射至左肩或左臂内侧。

疼痛要注意分析疼痛的部位，持续时间、性质与强度，诱发和缓解的因素。下面探讨常见的疼痛。

（一）头痛

第一，颅内疾患。颅内组织的炎症、血管病变、肿瘤、损伤等均可引起炎症。①炎症：脑膜炎、脑炎、蛛网膜炎、脑脓肿等发病时由于脑血流量增加，毒素刺激脑膜或脑血管；脑水肿、颅内高压等均可使脑血管、脑膜受到牵拉而产生头痛。②脑血管病变：脑出血或蛛网膜下隙出血时，血液中细胞及其破坏产物，出血灶对脑组织的压迫等均可导致头痛；脑血管畸形及先天性动脉瘤发生破裂出血，刺激或压迫脑膜或脑组织可产生头痛；高血压脑病时，由于脑血管的突然扩张及继发脑水肿可引起头痛。③肿瘤：颅骨使颅内容物相对固定，颅内肿瘤生长过程可直接压迫脑组织或阻塞脑脊液循环通路或因空间占位效应均可导致头痛。④颅脑损伤：脑损伤，颅内血肿等可导致脑水肿或直接压迫、刺激脑膜或脑实质而引发头痛。

第二，脑血管舒缩功能障碍。偏头痛及丛集性头痛发作时，均存在脑血管的舒缩功能障碍，其中血管扩张或脑血管对组胺过敏是最可能引发头痛的直接原因。

第三，颅外疾病。头皮感染，创伤，鼻窦的急慢性炎症或肿瘤，眼屈光不正，青光眼，视神经炎、急性中耳炎、急性乳突炎，颈椎或肩部软组织病变等均可引起头痛。

（二）胸痛

1.胸痛发病机制

外伤、炎症、肿块或出血，刺激肋间神经、膈神经、迷走神经的感觉纤维或脊髓神经传入纤维等原因，均可引起胸痛。胸痛既可由胸壁本身病变所致，也可由胸内器官或腹腔器官的病变引起。

（1）胸壁病变。

第一，软组织损伤或炎症：病毒侵犯胸壁肌肉可致流行性胸痛；胸背肌肉局部损伤或过度劳累所致胸背肌肉劳损也可引起胸痛。

第二，肋骨病变：肋软骨发炎最常发生于第二肋骨与肋软骨交界处，也可发生于其他肋软骨。肋骨骨膜的挫伤或肋骨骨折，肋骨髓炎，风湿性脊椎炎，胸椎结核，急性白血病等也可引起胸痛。

第三，肋间神经炎等可致明显胸痛。

（2）胸膜与肺部疾患。

第一，胸膜疾患：结核性胸膜炎、化脓性胸膜炎、胸膜肿瘤、气胸等可引起胸痛。

第二，肺部疾患：肺炎、肺癌、肺结核、肺梗死等肺实质病变波及胸膜壁层时常可引起胸痛。

（3）心血管疾患。常见于心绞痛、心肌梗死、心包炎等。

（4）纵隔疾患。纵隔肿瘤、急性纵隔炎、食管炎、食管裂孔疝、食管肿瘤、食管憩室等可引起胸痛。

（5）横膈及膈下病变。常见于膈下脓肿、传染性肝炎、阿米巴肝炎、肝癌、肝脓肿及胆囊炎等。

2.胸痛问诊要点

（1）胸痛的部位。胸骨后痛者多由心血管，食管或纵隔病变所引起；心前区疼痛常为心血管病变的表现之一；侧胸痛可见于胸膜炎；疼痛沿肋间隙分布者多为肋间神经病变所致；下胸痛时还应注意膈肌或膈下病变。

（2）放散痛及其放散部位。心血管病变或膈肌病变引起的胸痛常伴放散痛，前者可向左肩臂放散，后者可向病变同侧的肩部放散。

（3）胸痛性质。胸膜炎时疼痛多为刺痛，肋间神经痛多为灼痛，心绞痛多同时伴心前区压榨感，纵隔病变则常为隐痛。

（4）胸痛的持续时间。心绞痛很少持续超过15分钟，而心肌梗死所致疼痛则多在半小时以上；粘连性胸膜炎多为长期钝痛；纵隔肿瘤所致疼痛多持续存在且逐渐加重。

（5）胸痛的诱因。咳嗽或深呼吸致胸痛加剧者，以胸膜、肋骨或肋间肌病变居多；激动或劳累后出现心前区疼痛，可能为心绞痛或心肌梗死所致。

（6）胸痛的伴随症状。心前区疼痛伴休克、心力衰竭者，多为心肌梗死所致；突发胸痛伴呼吸困难及咳嗽者，多为气胸或肺梗死；胸痛伴咳嗽、发热者，多见于纵隔肿瘤或食管肿瘤。

3.胸痛检查要点

除心、肺检查外，应重视胸壁检查。上腹部疾患时常可伴有下胸痛，故应同时做胸部及腹部的检查。对剧烈胸痛者，应行心电图、血清心肌酶检查。胸部X线检查是诊断胸痛时常用的检查手段之一。

4.胸痛停随症状

（1）伴吞咽困难者。可能是食管疾病反流性食管炎。

（2）伴有咳嗽或咯血者。提示为肺部疾病可能为肺炎，肺结核或肺癌。

（3）伴呼吸困难者。提示胸部较大面积病变，如大叶性肺炎或自发性气胸，渗出性胸膜炎以及过度换气综合征等。

（4）伴面色苍白，大汗，血压下降或休克。见于急性心肌梗死等。

（三）腹痛

1.腹痛发病机制

（1）腹部疾患。腹腔器官的急慢性炎症、溃疡、梗阻、血管栓塞、穿孔、扭转、肿瘤等均可引起急性或慢性腹痛，胃肠道的急性扩张、平滑肌痉挛或血管痉挛收缩、栓塞等对内脏神经的刺激是产生腹痛的病理基础。

（2）胸部疾患。肺下叶或肺底炎症、胸膜炎、气胸、心绞痛或心肌梗死等，有时可通过相关神经节段的反射或通过对膈胸膜的刺激而引起腹痛的症状。

（3）神经系统疾病。胸髓下段肿瘤或胸椎下段结核等，可因对腹壁感觉神经传导通路的刺激而引起腹痛。

（4）全身性疾患。荨麻疹时肠壁的过敏性渗出、水肿，过敏性紫癜时肠管浆膜下出血、尿毒症时代谢产物对腹腔浆膜层的刺激等，均可引起腹痛。铅中毒时则可表现为特征性的肠绞痛。

2.腹痛问诊要点

（1）腹痛部位。一般情况下，腹痛的部位即病变所在部位。但某些腹内疾病（如阑尾炎）或消化系统以外的疾病（如心肌梗死、肺炎）则属例外。阑尾炎发病的早期，由于炎症尚未波及壁腹膜，仅可表现为脐周或上腹部疼痛，且疼痛范围及性质模糊，不易准确指出其所在。急性心肌梗死患者中，少数在发病初期可能仅表现为上腹痛，而无典型的心悸或心前区疼痛伴压榨感等典型表现。了解腹痛的这一特点，对于提高对可能存在的心肌梗死的警惕性具有重要意义，尤其当临床上遇到难以用消化系统病变来解释的腹痛，而患者又是中老年人或有长期高血压、缺血性心肌病史时，更不能忽略存在心肌梗死的可能性。对于其他一些病变所致的腹痛，如胆囊炎或胆囊结石、胆总管结石、急性胰腺炎时引起的左上腹或中腹痛等。

（2）腹痛起病的缓急及病程的长短。胃肠道平滑肌痉挛，胃肠道梗阻穿孔，胆石症或输尿管结石，实质性脏器的梗死或破裂，腹部器官的急性炎症，一般均发病较急且病程相对短；也可是长期慢性疾病急性发作，如慢性阑尾炎的急性发作。上述疾病，临床上称为急腹症。慢性胃炎、胃及十二指肠溃疡、慢性胆囊炎、慢性胰腺炎、肠结核等，起病缓慢，病情可反复发作，病程较长。

（3）腹痛的性质。阵发或间歇性腹痛常由胃肠平滑肌痉挛引起，腹膜后位的输尿管在结石梗阻时也产生痉挛，引起腰腹痛。机械性肠梗阻时，由于肠管为克服阻力而产生强力蠕动，可引起较强烈的阵发性腹痛。由空腔脏器的痉挛，血管栓塞或器官扭转所引起的腹痛一般其性质均为绞痛，如输尿管结石、肠系膜动脉栓塞、卵巢囊肿蒂扭转等，均可引起腹部绞痛。腹部持续性钝痛则多为炎症所致，如急性腹膜炎，急性阑尾炎、急性胰腺炎等。腹痛是一组较复杂的症状，前面所述仅是腹痛性质的一般规律，临床上遇到具体情况时，还需具体分析。

（4）腹痛的发作时间。暴饮暴食的急性上腹痛常见于急性胃炎，急性胰腺炎或急性胃扩张。空腹时发生的上腹痛常见于十二指肠溃疡，而进食后即发生的疼痛则常见于胃炎或胃溃疡。进食油腻食物后发生的腹痛，常见于胆囊炎或胆石症。腹痛后即急于排解大便，而便后又可迅速缓解者，多见于慢性结肠炎。排尿时发生的下腹痛则需考虑膀胱炎或膀胱结石的可能。

（5）腹痛的放散。右上腹痛向右肩放散时，多见于胆囊炎或胆石症，也可见于肝右叶上部病变；一侧腹痛并向同侧阴囊或阴唇放散者，多为输尿管结石；胰腺炎发作时，腹痛常向左后腰部放散；子宫、输卵管、直肠的病变可放散至腰骶部；冠心病所致上腹痛，可放散至左肩、左臂。

（6）腹痛加重与缓解的影响因素。按压使腹痛加剧者，多为炎症所引起；而按压时腹痛减轻者则多属痉挛性疼痛；服用小苏打等碱性药物后可缓解的上腹痛，多见于十二指肠溃疡及肥厚性胃炎；因进食而加重者，常见于胃炎、胰腺炎等引起的腹痛；肠炎引起的腹痛，可在便后减轻，而肠梗阻引起的腹痛，常在呕吐及排气后减轻或缓解。

（7）伴随症状。腹痛伴有血尿时，应考虑泌尿系结石或感染的可能；腹痛伴腹泻时，需注意食物中毒、肠炎或菌痢的可能；伴腹胀、呕吐及停止排气者，应考虑肠梗阻的可能；呕吐出蛔虫者，应考虑胆管蛔虫症的可能；腹痛伴血便时常见于肠套叠、出血坏死性肠炎、肠系膜动脉栓塞及结肠癌等；腹痛伴寒战、高热时，需考虑化脓性胆管炎、大叶性肺炎的可能；急性腹痛伴休克，则多见于内

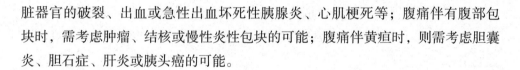

脏器官的破裂、出血或急性出血坏死性胰腺炎、心肌梗死等；腹痛伴有腹部包块时，需考虑肿瘤、结核或慢性炎性包块的可能；腹痛伴黄疸时，则需考虑胆囊炎、胆石症、肝炎或胰头癌的可能。

3.腹痛检查要点

（1）一般状态。表情痛苦、呻吟不止、辗转不安者，多见于机械性肠梗阻，输尿管结石，胆管蛔虫症等急腹症；腹部伴腹痛，面色苍白，则有腹腔内出血的可能。

（2）心、肺情况。肺下叶的大叶性肺炎、心肌梗死、膈胸膜炎等均可引起上腹痛。

（3）腹部检查。炎症尚未侵及壁腹膜时，一般伴有局部深压痛，而当炎症侵及壁腹膜时，则可有反跳痛、肌紧张等腹膜炎的体征；幽门梗阻时可在上腹部见到胃型、胃蠕动波及振水音；机械性肠梗阻时，则可见腹胀、肠型及肠鸣音亢进，但发展至肠麻痹时则肠鸣音消失；腹痛伴有腹胀膨隆或腹腔积液，皮肤黏膜苍白、血压下降等休克表现时，提示有内出血的可能，可见于宫外孕等；腹痛伴上腹部肿块者，可见于肝癌、肝脓肿、肾周围脓肿或胰腺癌等；右下腹肿块则可能与回盲部肿瘤、结核等有关；剧烈腹痛伴下腹肿块者，应考虑有卵巢囊肿蒂扭转或乙状结肠扭转的可能。对于腹痛患者，除上述各部位的检查外，还需注意避免遗漏腹股沟、外生殖器及肛门的检查。如腹股沟斜疝的内容物嵌顿时，可表现为腹痛、腹胀、呕吐等肠梗阻症状，体检时在腹股沟或阴囊（男性）则可发现疝的存在。通过直肠指诊，可以发现盆腔脓肿、直肠癌等病变，对于未婚女性则是明确盆腔病变的一个重要途径。

4.腹痛伴随症状

（1）急性腹痛伴寒战高热。提示腹腔脏器急性炎症，如急性胆管感染、肝脓肿等。

（2）慢性腹痛伴发热。可能有腹腔脏器慢性炎症、脓肿和恶性肿瘤。

（3）急性腹痛伴休克。见于肝破裂、脾破裂、异位妊娠破裂、急性胃肠穿孔等。

（4）腹痛伴黄疸。提示肝胆系统疾病及胰腺疾病。

（5）腹痛伴呕吐。见于上消化道疾病，如急性胃肠炎、幽门梗阻等。

（6）腹痛伴血便。见于溃疡性结肠炎、结肠癌、肠结核、急性出血性坏死性肠炎等。

（7）腹痛伴血尿。见于尿路结石、急性膀胱炎等。

三、咯血症状

喉、气管、支气管及肺部的出血，经咳嗽而由口腔排出的现象，称为咯血。较大血管破裂出血时，咳出的全部是血，血量大时称为大咯血。小血管破裂而出血量不大时，常表现为痰中带有血丝。肺部淤血或炎症时，由于血是从毛细血管渗出的，量少而渗出速度较慢，故一般表现痰与血均匀混合。

（一）咯血发病机制

第一，呼吸系统疾病。喉部疾患，如急慢性咽炎、喉结核可引起咯血；急慢性支气管炎或支气管内膜结核可引起咯血，量不多；支气管扩张症致咯血者则血量一般较多，有时混有浓痰，为大咯血原因之一；肺部疾患，如空洞性肺结核和肺脓肿可引起大咯血，肺囊肿时大咯血常伴有大量痰，浸润型肺结核、早期肺癌、肺炎可伴少量咯血。

第二，心血管疾病。风湿性心脏病二尖瓣狭窄时可由于肺静脉压升高致支气管静脉曲张，破裂出血而诱发大咯血；亦可因肺淤血毛细血管内压增加致少量血液渗漏至肺泡内而出现泡沫状血痰，心房纤颤时形成的附壁血栓脱落致肺梗死时可诱发咯血，常为紫黑色且混有泡沫。

第三，血液病。某些血液系统疾病，由于凝血功能障碍，可引起咯血，如血小板减少性紫癜、再生障碍性贫血及急性白血病等。

第四，胸部创伤。开放性或闭合性胸部创伤都可因肺部毛细血管破裂而致咯血。

第五，传染病。钩端螺旋体病、流行性出血热及百日咳等都可以引起咯血。

（二）咯血问诊要点

第一，咯血量。大咯血者多见于空洞性肺结核、支气管扩张症、肺脓肿及二尖瓣狭窄等。

第二，咯血的性状。血中混有黏液或脓性痰者，多由支气管或肺部炎症所致；血与痰混合均匀，常为肺及深部支气管的小血管破裂或炎性渗出所致，多见于肺炎；痰中带血者可见于浸润性肺结核、急性或慢性支气管炎等。

第三，伴随症状。咯血伴高热者，多为急性感染所致，如大叶性肺炎、肺脓肿、支气管扩张合并急性感染等；咯血伴长期低热者，常为肺结核或慢性肺脓肿所致；咯血伴胸痛者，常为大叶性肺炎、肺脓肿、肺梗死等所引起；咯血伴长期劳累后心悸、气短者，多为心脏疾患所致；咯血伴有呼吸困难者，可见于二尖瓣狭窄、大叶性肺炎等；咯血伴有声音嘶哑者，可见于喉部疾患或支气管肺癌；咯血同时有皮肤黏膜下出血表现者，多为血液病所致。

第四，咯血与呕血的区别。临床上常将由口腔排出血液或血凝块的过程均俗称为"吐血"，所谓"吐血"，实际上包含了咯血、呕血，需要将两者明确区分开来。本质上，咯血来自呼吸道，而呕血来自消化道。

（三）咯血检查重点

大咯血患者的检查应在咯血稍止后于原体位下进行，切不要转动患者，也勿让患者做深呼吸及行胸部叩诊。

第一，定向检查。明确患者病情是属于咯血还是属于呕血。应行较全面检查，包括皮肤、口腔、鼻及咽喉的视诊，腹的触诊及血的性状的观察。

第二，病因检查。重点在于心、肺检查，对心脏有无杂音、心律失常等需加以注意；肺部检查时需注意有无实变的体征及发绀、气促，颈部及锁骨上淋巴结肿大，胸廓畸形、杵状指（趾）等的观察；必要时需进一步观察皮肤，黏膜是否苍白，有无瘀点、瘀斑或血肿，注意有无肝、脾或淋巴结的肿大等；还需注意胸壁有无创伤、骨折等。对少数复杂病例，可在咯血停止、病情稳定后进行X线检查。当怀疑有血液系统疾病的原因时，需进行血常规及骨髓穿刺等实验室检查。

（四）咯血伴随症状

第一，伴发热。见于肺部感染性疾病，如肺结核、肺炎、钩端螺旋体病等。

第二，伴胸痛。见于肺部疾病，如肺结核、原发性支气管肺癌等。

第三，伴脓痰。见于肺脓肿、支气管扩张症、慢性纤维空洞型肺结核继发感染等。

第四，伴黄疸。见于肺梗死、钩端螺旋体病等。

第五，伴皮肤黏膜出血。见于钩端螺旋体病、血液疾病、尿毒症等。

第六，伴杵状指（趾）。见于慢性缺氧的肺部疾病，如支气管扩张症、肺脓肿、原发性支气管肺癌等。

四、昏迷症状

昏迷是一种严重的意识障碍，一般可分为深昏迷及浅昏迷两个级别。浅昏迷指患者随意运动丧失，对周围事物及声、光刺激全无反应，但对较强的疼痛刺激有痛苦表情反应及简单防御动作，患者的吞咽、咳嗽及角膜反射、瞳孔对光反射仍然存在，脉搏、呼吸、血压等一般无明显改变；深昏迷则指患者全身肌肉松弛，处于被动体位，对各种刺激全无反应，吞咽、咳嗽、角膜反射、腱反射及瞳孔对光反射均消失，大小便失禁，仅能维持呼吸及心跳功能的状态。

（一）昏迷发病机制

第一，感染性疾病。中毒性肺炎、中毒性菌痢、败血症、伤寒、百日咳、猩红热等各种感染，因毒素进入中枢神经系统引发中毒性脑病而导致昏迷；引起脑膜炎、脑炎的各种病原体对中枢神经系统的直接损害也可引起昏迷。

第二，颅内非感染性疾病。脑外伤、肿瘤及脑血管意外等是常见致昏迷的原因。

第三，代谢紊乱。糖尿病、肝硬化、尿毒症、低血糖等可因脑组织细胞代谢障碍或有毒物质对中枢神经系统的影响而致昏迷。肺性脑病及心源性脑缺血致昏迷的主要原因是脑组织的缺氧。

第四，中毒。一氧化碳、安眠药、有机磷、酒精中毒等可直接抑制中枢神经系统功能而引起昏迷。

第五，物理因素。高热、中暑、电击、溺水、冻僵等均可使大脑皮质功能受损而致昏迷。

第六，内分泌代谢障碍。脑垂体功能减退、甲状腺功能亢进危象、甲状腺功能减退、肾上腺皮质功能危象等均可引起昏迷。

（二）昏迷问诊要点

第一，起病的急缓。

第二，昏迷发生的进程。

第三，注意发生昏迷前或同时出现的伴随症状，如发热、头痛、呕吐、呕血、咯血、黄疸、水肿、抽搐、心悸、气促、血压变化等。

第四，既往有无心、肝、肾、肺等内脏慢性疾患及服药史。

第五，环境及现场特点、季节、时间、地点等，注意有无可发生头部外伤的病史和现场，注意患者周围的药瓶、服完的药片及呕吐物等，应收集备验。

（三）昏迷检查要点

体检时应注意重点检查体温、脉搏、呼吸、血压、皮肤、黏膜、瞳孔、心、肺、腹及神经系统功能状态。注意有无中枢神经系统病变的定位体征及脑膜刺激征，如脑外伤、脑肿瘤及脑膜疾患、脑膜炎、蛛网膜下隙出血等。其余情况则以代谢紊乱、中毒、感染及心脏疾患等原因多见。

昏迷伴高血压时，应考虑有脑出血、高血压脑病或肾衰竭的可能。昏迷伴血压过低则常见于感染性休克、低血糖、氯丙嗪及巴比妥类药物中毒等。

昏迷伴深大呼吸时，应考虑肝性昏迷、糖尿病酮症酸中毒及肾衰竭等，昏迷伴有呼吸困难者，可见于心、肺疾患及氯丙嗪、亚硝酸盐中毒等。

昏迷伴瞳孔缩小者，常见于有机磷农药中毒及巴比妥、氯丙嗪、吗啡等中毒，亦见于肾衰竭。瞳孔缩小同时伴高热者，有时也见于脑桥出血；若又伴四肢阵发性抽搐，则有脑室出血的可能。昏迷伴瞳孔扩大者，可见于阿托品、麻黄碱、乌头碱、一氧化碳中毒。

昏迷伴呼出气体呈烂苹果味，可见于糖尿病酮症酸中毒；若呼吸气体呈腥臭味，则有肝硬化或急性重型肝炎引起肝衰竭的可能；若呼出气体有尿骚味，则有肾衰竭的可能。与昏迷相关的几种病态，包括嗜睡与昏睡，需要与昏迷相鉴别。嗜睡是最轻的一种意识障碍，属病理性倦怠，患者陷入持续的睡眠状态，但可被唤醒，能正确回答问题及做出各种反应，当刺激去除后又很快进入睡眠状态；昏睡，是指接近于人事不省的意识状态，患者熟睡而不易被唤醒，虽在强烈刺激（如压迫眶上神经、摇动身体等）时可被唤醒，但答非所问或答语含糊，很快即再睡。

（四）昏迷伴随症状

第一，伴发热。多见于感染性疾病。超高热又伴有皮肤干燥，见于颠茄中毒；先有意识障碍后有发热者，见于脑出血、蛛网膜下隙出血。

第二，伴呼吸改变。伴呼吸缓慢，见于吗啡、巴比妥、有机磷农药中毒；伴深大呼吸，见于酸中毒，如尿毒症、糖尿病酮症酸中毒。

第三，伴异常呼吸气味。酮症酸中毒呼吸有烂苹果味，酒精中毒者呼吸有酒味，有机磷农药中毒呼吸有大蒜臭味等。

第四，伴瞳孔改变。两侧瞳孔散大者，见于癫痫、低血糖、阿托品中毒；一侧瞳孔散大见于蛛网膜下隙出血、颅内血肿等。

第五，伴血压改变。血压增高见于脑出血、高血压脑病、尿毒症；血压降低见于感染性休克及各种原因所致后期的昏迷。

第六，伴皮内黏膜的改变。口唇及指（趾）端明显发绀者为缺氧的征象；一氧化碳中毒表现为口唇、颜面呈樱桃红色；面色红润、结膜充血是酒精中毒的表现；面色苍白应考虑内出血。

第七，脑膜刺激征。见于各种脑膜炎、蛛网膜下隙出血等。

五、心悸症状

（一）心悸发病机制

第一，心律失常。心动过速、过缓或心律不齐可感到心悸，如阵发性心动过速、完全性房室传导阻滞、期前收缩或心房纤颤等。

第二，心脏搏动增强。心排血量增加时可引起心悸，如高血压性心脏病可因心脏代偿搏动增强而感到心悸，甲状腺功能亢进或高热时，基础代谢率的增加可使心率增快、搏动增强，引起心悸。

第三，输血量减少。急性失血、脱水时，由于心输血量减少而反射性使心率加快，引起心悸。

第四，自主神经功能紊乱。是引起心悸的比较常见的原因之一，常伴有神经功能紊乱的症状。

第五，药物影响。阿托品、肾上腺素等药物可使心跳加快，洋地黄类药物中毒而发生心律失常时也可引起心悸。

（二）心悸问诊要点

第一，心悸的经常性或阵发性。经常性的心悸可见于心力衰竭、心房纤颤、甲状腺功能亢进、贫血等慢性疾患；阵发性心悸则多见于室上性心动过速、自主神经功能紊乱等；偶发的心悸则可见于期前收缩。

第二，发作的诱因。心脏病患者多在劳累后出现心悸；神经症者则多于情绪激动时发作心悸；室上性心动过速引起的心悸则多无明显诱因。

第三，心悸持续的时间。突发、突止的心悸多为阵发性心动过速所引起；急性失血，在补充足够的血容量后，心悸症状即可好转；慢性疾病基础上发生的心悸则多持续时间较长。

第四，伴随症状。心悸伴劳累后，不能平卧及水肿者，多为心脏疾患所致；伴苍白无力、头晕者，可能为贫血所致，伴多食、消瘦、多汗、怕热者，可能由甲状腺功能亢进所致，伴呕血、便血或剧烈呕吐、腹泻者，多为失血或失液所致；伴失眠、多梦者则常见于神经症。

（三）心悸检查要点

查体应以心脏为重点，注意心界是否扩大，心率快慢，心律是否规则，心音的强弱及各瓣膜有无杂音等。一般检查中需注意血压、脉搏及体温的检测。贫血外貌，眼球突出，甲状腺肿大及震颤，肺部啰音或肺气肿征象，肝脾肿大，关节红肿等体征也是明确心悸原因的重要线索，在体格检查中不应忽略，必要时可进一步行胸部X线、心电图及血常规等检查。

（四）心悸伴随症状

第一，伴心脏疼痛。见于冠状动脉粥样硬化性心脏病（如心绞痛、心肌梗死）、心肌炎、心包炎，亦可见于心脏神经症等。

第二，伴发热。见于急性传染病、风湿热、心肌炎、心包炎、感染性心内膜炎等。

第三，伴晕厥。见于二度、三度房室传导阻滞，心室颤动或阵发性室性心动过速，病态窦房结综合征等。

第四，伴贫血。见于急性失血，此时常有出汗、脉搏微弱、血压下降甚至休克；慢性贫血则心悸多在劳累后较明显。

第五，伴呼吸困难。见于急性心肌梗死、心包炎、心肌炎、心力衰竭、重症贫血等。

第六，伴消瘦及出汗。见于甲状腺功能亢进。

六、呕血与黑便症状

呕吐与黑便是临床上常见的症状，最常见的原因是消化道出血性疾病。上消化道发生大量出血时，呕出的血色取决于血液在胃内停留的时间及出血的速度。当出血速度较快，血液在胃内停留时间较短时，呕吐的血可呈鲜红色或暗红色，有时可混有血凝块。当血液在胃内停留时间较长时，由于胃内消化酶及盐酸的作用，使血红蛋白发生变性，可使血色呈咖啡色（棕褐色）。当上消化道出血随肠蠕动而下行，血红蛋白中分解出的铁与食物中的硫结合成硫化铁时，大便可转为黑色，即黑便。黑便常外观柔软、发亮、类似柏油，称之为柏油样便。幽门以下的上消化道出血常只有黑便而无呕血，但出血量大时也可引起呕血；幽门以上的消化道出血，则多以呕血为主要表现。

（一）呕血与黑便发病原因

第一，胃肠道疾病。胃及十二指肠溃疡是引起呕血、黑便的最常见原因。慢性胃炎、胃黏膜脱垂，胃癌、十二指肠憩室等也可引起呕血或黑便，但此类疾病中，黑便较呕血更常见。

第二，肝、胆疾患。肝硬化致门静脉高压症常可引起胃底、食管静脉曲张、破裂并进而出血、呕血，黑便的量常较多。胆石症者，可仅表现为大便呈阳性。

第三，出血性疾病。血小板减少性紫癜、急性白血病或血友病等，因凝血功能障碍可引起消化道出血，常常同时伴有身体其他部位的出血。

（二）呕血与黑便问诊要点

对于主诉为呕血的患者，首先应判明是否确属于消化道出血。对于主诉为黑便的患者，应明确是否有进食过能使粪便变黑的食物或药物，如猪血、硫酸亚铁、活性炭等。同时，还应明确是否有口腔、咽喉或呼吸道出血被下咽而出现黑便的可能。

（三）呕血与黑便检查要点

急性上消化道出血伴有肝掌、蜘蛛痣、脾大及腹壁静脉曲张，甚至黄疸者，应考虑为食管胃底静脉曲张破裂的可能，进一步检查肝功能及行肝脏的B超检查有助于明确诊断。胃或十二指肠溃疡出血，除失血征象外，可仅有上腹部压痛而无其他特异体征，但病史常有消化性溃疡症状。对于长期服用阿司匹林等药物者，出现呕血或黑便时应考虑为药物刺激所致。左锁骨上区可触及肿大淋巴结或上腹触及肿块者，由胃癌引起出血的可能性较大。纤维内镜对明确上消化道出血的原因具有重要作用；也可在纤维内镜检查之前首先行X线上消化道钡餐造影检查。肝功能检查在鉴别溃疡出血与食管胃底静脉曲张方面具有重要意义。血常规及凝血功能检查对明确是否有出血性疾病方面的病因有一定的意义。

（四）呕血与黑便伴随症状

第一，中青年人，慢性反复发作的上腹痛，具有一定周期性与节律性，多为消化性溃疡；中老年人，慢性上腹痛，疼痛无明显规律性并伴有厌食、消瘦或贫血者，应警惕胃癌。

第二，肝脾大、蜘蛛痣、肝掌、腹壁静脉曲张或有腹腔积食，化验有肝功能障碍，提示肝硬化门脉高压；肝区疼痛、肝大，质地坚硬，表面凹凸不平或结节，血清甲胎蛋白（AFP）阳性者多为肝癌。

第三，黄疸、寒战、发热伴右上腹绞痛而呕血者，可能由胆管疾病所引起；发热及全身皮肤黏膜有出血倾向者，见于某些感染性疾病，如败血症或钩端螺旋体病等。

第四，皮肤黏膜出血，常与血液疾病及凝血功能障碍性疾病有关。

第五，近期有服用非甾体抗炎药物史、大面积烧伤、颅脑手术、脑血管疾病和严重外伤伴呕血者，应考虑急性胃黏膜病变。在剧烈呕吐后继而呕血，应注意食管贲门黏膜撕裂。

第六，便血伴腹部肿块，应考虑肠道恶性淋巴瘤、结肠痛、肠结核、肠套叠等。

七、呕吐症状

呕吐是指胃内容物经口喷涌出的过程，严重时也可有十二指肠内容物被吐出。呕吐是一种反射活动，一般非意识所能控制，恶心与呕吐关系密切，一般在呕吐之前均有恶心表现，也可仅有恶心无呕吐动作。所谓恶心，是指患者上腹部一种特殊不适的感觉。

（一）呕吐发病机制

1.反射性呕吐症状

消化系统炎症性病变，如胃炎、胆囊炎、阑尾炎、腹膜炎等，通过对器官感受器的刺激，可将兴奋传至呕吐中枢而引起呕吐；胃肠道梗阻性病变，如幽门梗阻、肠套叠、机械性肠梗阻等可导致呕吐；水杨酸、氯化铵、洋地黄、氨茶碱等药物可刺激胃黏膜而引起呕吐；误服强酸、强碱等化学腐蚀剂或腐败食物等可引起反射性呕吐；内耳疾患，如迷路炎、前庭功能障碍等在眩晕及体位迅速变化的基础上发生呕吐，且多在呕吐的同时伴有耳鸣及听力减退等；急性支气管炎、百日咳等在剧烈咳嗽的同时也可引起反射性呕吐；心肌梗死时的剧烈心前区疼痛、充血性心力衰竭时的胃肠道黏膜淤血水肿等也可引起呕吐。

2.中枢性呕吐症状

颅内压增高，如发生脑膜炎、脑炎、脑挫裂伤或颅内肿瘤时，可以直接对呕吐中枢产生刺激而引起呕吐；呕吐的发生有时还与神经系统功能紊乱有关，如神经症发生的呕吐，常与精神因素有关；一些代谢性疾病，当发展至机体出现代谢紊乱，如尿毒症、糖尿病酮症酸中毒、肝衰竭、电解质酸碱平衡紊乱时，可能发生呕吐。

（二）呕吐问诊要点

第一，诱发因素。精神刺激诱发的呕吐，多见于神经症；乘车、乘船引起的呕吐，即晕车或晕船，与内耳迷路功能障碍有关；服用水杨酸、类固醇激素等药物后出现的呕吐，多与药物对胃黏膜的刺激有关。

第二，呕吐与进食的关系。食入不洁食物后发生的呕吐，可能与胃炎或食物中毒有关；幽门梗阻引起的呕吐常发生于进食后数小时或夜间就寝前。

第三，呕吐的剧烈程度。颅内压增高或胃肠道梗阻引起的呕吐较为剧烈，前者常为喷射状。

第四，呕吐物的性状。呕吐物的量、色、气味等均是有关呕吐症状的重点问诊内容之一。胃炎时，呕吐物中常混有大量的黏液及未充分消化的食物；幽门梗阻时，呕吐物常量大并有酸臭气味，含有未消化的食物；小肠梗阻时，呕吐物常为黄绿色稀薄液体，有时可闻见粪臭味；胆管蛔虫症时，呕吐物中有时可见蛔虫；呕吐物呈咖啡色或鲜红色时，上消化道出血。当怀疑呕吐患者误服某些药物、毒物时，观察呕吐物的性状对于明确诊断则具有更重要的意义。必要时还需注意收集，保留患者的呕吐物以备进一步鉴定。

第五，伴随症状。呕吐伴剧烈头痛者，为颅内压增高的表现；如头痛、呕吐且伴发热，则需考虑肺炎、脑膜炎等颅内感染性疾病的可能；呕吐伴有一侧腰和（或）腹痛时，应注意泌尿系统结石的可能；呕吐伴贫血、少尿、水肿时，应考虑有尿毒症的可能；育龄妇女呕吐、晨起时明显且伴闭经者，应考虑妊娠的可能。

（三）呕吐检查要求

检查时以腹部为重点，注意观察有无胃型、肠型、蠕动波、振水音、包块、压痛及反跳痛等情况。机械性肠梗阻时一般表现为肠鸣音亢进，而麻痹性肠梗阻时则几乎听不到肠鸣音。当考虑呕吐的发生与神经系统有关时，要注意检查患者的意识状态，有无脑膜刺激征及病理反射等，同时还需注意观察瞳孔、眼底的情况，以明确是否有颅内高压的存在。

对一些复杂病例，需根据病情进行血、尿、粪三大常规检查，必要时测定血糖、血电解质及血二氧化碳结合、pH等指标。B超及X线是诊断腹部疾病的常用辅助检查工具，可根据病情的需要有选择地使用。如怀疑有肝胆系统或泌尿系统结石时，可进行B超检查；而当怀疑有消化道穿孔时，则首选立体的腹部X线透视，此时若发现有膈下游离气体存在，即可以明确诊断。

（四）呕吐伴随症状

第一，伴腹痛、腹泻者多见于急性胃肠炎或细菌性食物中毒，霍乱，副霍乱和各种原因的急性中毒。

第二，伴右上腹痛及发热、寒战或有黄疸者应考虑胆囊炎或胆石症。

第三，伴头痛及喷射性呕吐者常见于颅内高压或青光眼。

第四，伴眩晕、眼球震颤者，见于前庭器官疾病。

第五，应用某些药物，如抗菌药物与抗癌药物等，则呕吐可能与药物不良反应有关。

第六，已婚育龄妇女，且呕吐在早晨者应注意早孕。

八、水肿症状

身体的组织间隙有过多的体液积聚，以致发生肿胀时，称为水肿，通常所谓的水肿，是指皮肤及皮下组织间隙的体液过度积聚而言。水肿容易最先出现在眼睑、面部等组织松软部位或下肢等身体低垂部位。水肿部位被按压而出现凹陷，能很快恢复者，称为非凹陷性水肿；而不能很快恢复者，则称为凹陷性水肿。

（一）水肿发病机制

第一，静脉压升高。组织毛细血管静脉端压力增加时，组织液进入毛细血管的阻力加大可导致组织间隙内液体增加，出现水肿。

第二，血浆胶体渗透压降低。血浆胶体渗透压是将液体从组织间隙回收到毛细血管内的主要动力。当血浆蛋白，特别是白蛋白减少时，随血浆胶体渗透压的下降，组织液进入毛细血管减少，可引发水肿。

第三，毛细血管壁的通透性增强。化学或物理刺激均可使毛细血管壁的通透性增加，使原来不能透过的蛋白分子渗入组织间隙中去，既降低了血浆胶体渗透压，又增加了组织渗透压，使液体潴留在组织间隙而引起水肿。

第四，钠和水的滞留。肾小球滤过率降低或肾小管的重吸收能力增加，如肾小球肾炎，可引起水肿。

第五，淋巴回流障碍。由毛细血管动脉端渗入组织间隙的液体，有一部分需经淋巴管回流。当淋巴管阻塞时，组织间液量及其中的蛋白量均增加，可引起水肿，但一般都是局限性的。

（二）水肿发病原因

第一，心脏疾患。心功能不全时，心排量降低，肾血流量减少，肾小球滤过率下降，引起体内水分潴留；同时，由于滤过到原尿中的钠量减少，致密斑细胞兴奋，通过肾素—血管紧张素—醛固酮系统的作用，可进一步加重水钠滞留。

第二，肾脏疾患。肾小球滤过率降低是引起急性肾小球肾炎时水肿及少尿的原因，如急性肾小球肾炎。慢性肾小球肾炎时，经尿中丢失大量蛋白及肾小球滤过率降低两种因素可共同引起少尿、水肿。

第三，肝脏疾患。如慢性肝炎、肝硬化等，由于肝脏合成蛋白能力下降，血浆胶体渗透压降低，同时并发的门静脉高压及腹腔积液也可使门静脉、下腔静脉回流阻力增加，可以导致明显的水肿。由于肝脏功能减退，对醛固酮抗利尿激素的灭活作用不足，也是导致肝脏疾患时水肿的原因之一。

第四，内分泌疾患。甲状腺功能减退可引起非凹陷性水肿；皮质醇增多症可因水钠滞留而引起水肿；经前期综合征引起的水肿则可能与雌激素过多所致的水钠滞留有关。

第五，药物因素。肾上腺皮质激素、睾酮、雌激素等均可引起水肿。

第六，自身免疫性疾患。红斑狼疮、皮肌炎等可因皮肤病变本身或因并发心、肾损害而发生水肿。

第六，过敏性疾患。药物过敏及血清病等可由于血管活性物质的作用而使血管扩张或并发心、肾损害而引起水肿。

（三）水肿问诊要点

第一，水肿的分布。全身性水肿多见于肾脏、心脏病变及内分泌或营养不良性疾患，而局限性水肿则多见于局部炎症、过敏、静脉或淋巴回流受阻。心源性水肿最先见于腹部，劳累后明显，而休息后则可减轻；肾源性水肿常见于眼睑及面部，可迅速波及全身。

第二，水肿发生的快慢。急性胃炎、过敏疾患、肾病综合征所引起的水肿发生较快；营养不良、心力衰竭、慢性肾功能不全、内分泌疾患等所致水肿发生较慢。

第三，水肿伴随的症状。心源性水肿常伴心悸、发绀及不能平卧等症状；肾源性水肿常伴血尿、少尿、高血压等；肝源性水肿则可在水肿并不是很严重时即已首先出现腹腔积液。

（四）水肿检查要点

对水肿患者的检查应全面、系统。应注意水肿的部位，明确水肿是全身性还是局部性的。应加以注意水肿伴随的其他症状，如伴有水肿部位的红、肿，热、痛，则可能为炎症所致；水肿伴发绀、心界扩大、心脏杂音等则可能为心脏疾患所致。内分泌性水肿常伴有某特殊内分泌器官的功能异常。血、尿常规检查是进一步明确水肿原因及性质的必要检查手段，肝、肾及心脏功能检查，胸部X线检查及腹部B超检查有助于心、肾、肝疾患所致水肿的鉴别。必要时，还需进行内分泌功能，心电图等检查。

（五）水肿伴随症状

第一，水肿伴呼吸困难和发绀见于右心衰竭。

第二，水肿伴肝大。见于右心衰竭、肝硬化等。

第三，水肿伴高血压。见于急性肾炎、妊娠高血压综合征等。

第四，水肿伴蛋白尿。见于肾炎、肾病综合征等。

第二节　现代医学内科临床常用诊断方法

一、现代医学内科实验诊断

"实验诊断学是连接实验室和临床医学的桥梁课程。"[1]实验诊断是利用现代医学科学知识，通过物理、化学、生物和免疫学等实验方法，对离体标本如体液（血、组织液、脑脊液等）、分泌物（唾液、胃液等）、排泄物（痰、汗、尿、粪等）和脱落物（脱落细胞、组织等）进行检查，研究机体的生理和病理性变化，并据以推断病因、发病机制和病情的严重程度，可为确定诊断、制订治疗方案、进行疗效观察以及做出预后估计等方面提供实验依据。随着新技术、新方法在实验诊断中的应用，临床检查项目日益增多，敏感性、特异性和准确性也显著提高，并已发展为一门独立的医学学科——实验诊断学。

实验诊断虽然在临床诊断中占重要地位，但由于受标本收集、技术操作和仪器设备等因素的影响，加上个体差异及疾病对实验的反应不尽相同，其结果必须结合临床，予以正确的分析与判断，才能取得有价值的诊断资料。

---

①罗艺，喻明霞，潘运宝，等.实验诊断学MOOC-CBL教学体验式学习新模式的思考[J].基础医学教育，2023，25（4）：334.

（一）实验诊断的意义

实验诊断是运用基础医学、医用电子学等理论和技术直接为临床医学服务。随着医学模式的转变，实验诊断也增加了为预防医学服务的项目，目前，实验室检查已成为临床诊断不可缺少的依据，对临床诊断和鉴别诊断都具有决定性意义。此外，实验诊断可以帮助了解社会卫生状况及人群健康状况，为制定卫生条例和法规、设置卫生机构等方面提供基础性资料；帮助发现遗传性疾病、传染性疾病以及各种潜在性疾病和损害人体健康的各种有害因素；进行流行病学调查和流行病发病趋势的估计；进行食物中毒致病因素的调查等，以上项目都需要进行有关的实验项目才能予以确定。实验诊断对提供个人健康资料也起重要作用，定期健康检查中的实验项目，如血脂检查、肝功能检查、乙型肝炎抗原和抗体检查、癌胚抗原检查以及有关项目的实验检查，为个人的健康状况提供重要资料，可作为个人健康和生活指导的依据。

（二）实验诊断的内容

第一，临床一般检查。对血、尿、便、痰、骨髓、脑脊液、胸水、腹水以及各种穿刺液、分泌物和引流物的常规性检查，包括物理学检查、化学检查及显微镜检查等。

第二，临床血液学检查。包括贫血的检查，血沉，血型鉴定，白细胞化学染色，白血病免疫分型，出血及凝血机制障碍等检查。

第三，临床生弱化学检查。包括血电解质和微量元素，血糖，血脂及脂蛋白，血清蛋白质及蛋白电泳，激素及内分泌检查，肝肾功能检查，酶学检查，血液酸碱度检查和血气分析等。

第四，临床免疫学检查。包括各种免疫功能，临床血清学及病毒性肝炎的免疫学检查等。

第五，临床微生物学检查。包括各类致病性及条件致病性微生物的形态，染色，培养、生物化学反应，对药物的敏感性以及动物试验等。

第六，临床寄生虫学检查。包括血液寄生虫检查，包虫血清学检查，日本血吸虫检查及肠道寄生虫检查等。

第七，临床治疗药物监测。包括毒物检测及药物浓度监测等。

第八，临床遗传学检查。主要指染色体检查，包括染色体镜下形态结构的识别检查、核型分析、带型分析等。随着现代科学技术的发展，放射性核素标记、自动化分析仪、电子计算机和激光等技术在实验领域中的广泛应用，疾病的诊断水平有了明显提高，今后实验诊断在医学中将显示更大的作用。

（三）实验诊断的标本收集

标本是实验诊断检查的对象，检验结果的准确与否，与采集标本、转送标本以及标本的保管是否得当有密切关系，标本采集后应及时送检，尤其排泄物、分泌物和穿刺物等类标本对时间的要求更为严格，不能立即送检时，应对标本做适当处理，如将血清或血浆分离后，置于4℃冰箱内保存等，以避免影响实验结果的准确性。

1.血标本收集

血液成分受机体代谢和生物钟的影响较大，因此血标本的采集时间一般都有严格规定和要求，如血液化学检查多在空腹采集，空腹血是指采血前应禁食8h～12h，可在晨起或饭前采血，禁食时间不仅可直接影响测定的吸光度，还可以改变血液成分，影响测定结果。功能检查如葡萄糖耐量试验等都应按限定时间采集标本；急诊标本则应根据病情需要随时采集标本，如急性心肌梗死时心肌酶的测定等。

血标本依据检查项目不同又可分为全血、血浆和血清三种。采集全血和血浆标本时，应根据需要加入相应的抗凝剂，如草酸钾和草酸钠，常用于酶学检查以外的各种生化检查。采集血标本的容器一定要干燥、洁净，抽血用的注射器内芯也应干燥无水，否则会出现溶血现象，影响检查结果。采集标本做细菌培养时应严格按无菌操作要求进行。

2.尿液标本收集

收集尿的性状和成分不仅可直接反映泌尿系统有无器质性或功能性改变，还可反映身体其他系统的病变，如尿胆红素、尿胆素、糖、血红蛋白测定等。定性检查时可随时留取新鲜尿液，但以晨起第一次排出的尿最佳，因为此时的尿液较浓缩，比重高，有形成分形态的保持较为完整。进行功能试验时应按项目要求按

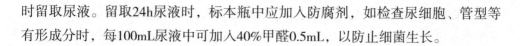

时留取尿液。留取24h尿液时，标本瓶中应加入防腐剂，如检查尿细胞、管型等有形成分时，每100mL尿液中可加入40%甲醛0.5mL，以防止细菌生长。

3.粪便标本收集

粪便是消化道排出的废物，其主要成分为食物残渣、水分和肠道细菌。消化系统各脏器的功能状态及病变都可影响粪便的性状和组成。检查粪便中有无炎性成分、出血和寄生虫感染等，可判断消化系统的病变状态，协助消化道恶性肿瘤的诊断。在进行标本采集时，建议选择新鲜排出的粪便，并选取含有血、黏液等成分的部分进行检测。通常情况下，只需留取少量粪便，并使用涂蜡纸盒作为容器。在检查时，建议在夜间11点左右进行，可使用略小于载片大小的透明胶带或载玻片，通过粘取或刮取肛门部位的方式，将样本贴于玻片上供检测。

（四）实验诊断的影响因素

实验结果的正确与否对临床诊断极为重要，但在实际工作中，由于多种因素的影响，测得值与实际值有时不完全相符。因此，在应用实验结果时，必须密切结合患者的临床表现和其他资料，正确判断其临床意义。影响实验诊断的常见因素有以下方面。

第一，非疾病因素的影响。多数实验，尤其是血液化学检查，一般多需要空腹取血，如高脂肪饮食后三酰甘油较空腹可升高10倍之多；高糖饮食后血糖迅速升高，3h后才能恢复正常等。此外，体力活动也可引起血液成分的改变，如轻度活动可引起血糖升高，继之以皮质醇及胰岛素的上升；许多与肌肉有关的酶，如CK、LDH、AST在运动后都可以出现不同程度的增加。

第二，技术误差的影响。实验分析过程是一个复杂的过程，其中任何一个环节稍有误差，即可影响结果的准确性。因此实验室必须有一系列质量控制措施，涉及实验的每一步骤，包括实验方法、对实验干扰因素的控制、试剂质量、标准物质质量、仪器设备的标定、结果计算、人员素质，是否严格按照预定步骤进行操作等。技术误差在日常工作中常难以避免，当医生遇到实验结果与临床表现不符或二次实验结果误差过大时，应及时与化验室联系，必要时进行重复检查，以避免技术误差对实验结果的影响。

第三，药物影响。药物对血液、尿液等成分的影响是一个极其复杂的问题。

药物可以使某些物质在体内的代谢发生变化，也可以干扰测定中的化学反应。因此医生在进行某项化验时，必须事先停服某种药物，才能得到准确结果。例如，应用青霉素，可使AST及CK升高，频繁注射时，后者可升高达5倍之多。有些药物虽不直接影响反应，但其颜色、理化性质与被测物质接近也能影响结果。细菌培养时常因应用大剂量抗生素而出现假阴性。

第四，止血带对实验站的影响。止血带的压迫可使静脉扩张、瘀血、止血带压迫处液体可由血管内漏出，这些变化都会影响血液成分的变化。例如用止血带1min血浆清蛋白可增加6%，用止血带3min后可使胆红素等成分增加5%或更多，因此在采血时尽量缩短使用止血带的时间。

第五，生理性影响。可以表现为个体自身、个体间、人群和地区之间的差异。这些因素有遗传、生活和环境、时间、性别以及月经、妊娠、月经周期等。但它们对检验的影响大小不一，一般只引起正常范围内的波动，这些波动多数有一定规律性，检查项目不同，变化幅度也各有不同，但有时也可超出生理界限。

第六，实验诊断的正常值。实验诊断的首要步骤是判定被检标本的检测值是否正常，为此各项检查都应有判定的标准，即正常范围或简称正常值或参考值。定性试验的结果一般以阴性或阳性反应表示。用物理量表达的试验，其结果必须有明确的数值，一般采用法定计量单位。

机体生理成分的正常值都是通过统计方法得来的，病理性产物或非生理性成分的出现均属异常，故无正常值可言。但随着人们对机体认识的深化，检查方法与手段的改进，以及试验灵敏度的提高，过去认为正常人体内没有的物质或病理性产物，现在发现也有微量存在，从而成为人体固有的生理成分。

用以区别正常或异常的准则及假设是很重要的，首先，要假设所有参加正常值测定的人都是健康者；其次，要假设所有试验结果都是正态而非偏态分布。绝大多数项目结果高或低于正常值都有临床意义，少数项目仅单侧（高或低值）有临床价值。

绝大多数正常人的测定值都在正常值范围内。一般都选用±2SD（标准差）作为正常范围，此范围能包括95%正常人的测定值，还有5%正常人属异常结果，即可高于或低于正常值。

现在所用的正常值都是人群正常值，不是个体正常值，所以有些人的某些项目用人群正常值衡量可能低于正常范围，但对某些个人来说并非异常，在个人连续健康检查或日常检查中可获得相应项目的个人正常值，用它衡量此人患病时的检查结果，其临床意义更为确切。

临床上常出现略高或略低于正常值的结果，它可能属于5%的正常人，也可能是异常值，称为限界值。判定其意义时首先应排除技术误差，标本处理不当，生理过度影响和药物干扰等因素，然后再分析其临床意义，这对及时发现早期、隐匿型及潜伏期患者很有意义。

（五）实验诊断的发展

近代医学发展十分迅速，基础医学尤其是免疫学及分子生物学一系列突破性的进展已在临床医学领域产生了深刻的影响。随着科学技术的飞速发展，实验诊断方法的改进和设备更新的速度加快，实验诊断学的内容不断充实、拓宽和深化。实验诊断总的发展方向是检测准确、快速、简便和实用，目前已具有以下特点。

第一，以自动化检测取代手工操作，现在多数仪器都由微机控制，编有固定或可变程序，不但精密度、准确度均进一步提高，且工作效率快捷，能满足日益增长的临床需要。

第二，普遍实现了微量化检测，用很少标本便可获得众多的参数。

第三，一些近代技术如分子生物学的聚合酶链式反应（PCR），基因诊断以及流式细胞术等均已用于实验诊断领域。

第四，仪器专业化，检验组合配套。根据临床工作需要，将有关的项目组合配套，已设计出专业性较高的检测仪器。如血细胞检查仪能将血细胞检查的主要项目一次测出，最多可达20余项。自动生化仪能将24～32项生化项目一次测出，极大地减轻了实验室的工作负荷。

第五，普遍建立了质量保证制度，使检验质量经常处于客观监测状态，同时不断提高检验人员的素质，保证检验质量。

二、现代医学内科电生理学诊断

（一）心电图诊断

心电图是从体表记录到的心肌电激动的图形，对诊断心肌梗死、心室肥厚和各类心律失常等有独特的价值，已成为心脏疾病临床诊断中不可缺少的检查项目。随着临床心电生理学深入发展，除常规（体表）心电图外，特殊类型的心电图检查项目逐渐增多，主要有下列方面。

第一，动态心电图。动态心电图（DCG）是指利用Holter技术长时间连续记录动态的心电活动的方法。普通心电图只能记录受检者在安静状态下为时很短的心电资料，对一过性心律失常或心肌缺血很难发现，对受检者在睡眠和各种活动状态下的心电变化更无法追踪。动态心电图则可获得受检者24h的心率、心律失常等心电图信息。动态心电图的不足之处，主要是仅能以1~2个导联进行记录，所记录的心电信号须经回放分析系统回放后才能做出报告，属于回顾性分析方法，不能在检查当时做出诊断。

第二，心电图负荷试验。运动负荷或药物负荷增加心肌耗氧量，可以诱发出心肌缺血的心电图以及其他指征的改变。心电图负荷试验一般包括：活动平板或自行车功量计的分级运动试验；二级梯运动试验；等长运动试验；其他负荷试验，包括心电图异丙基肾上腺素试验、葡萄糖负荷试验、饱餐试验、冰水激发、缺氧试验及心房内起搏测验等。以上负荷试验可根据临床需要选用。

第三，希氏束电图。希氏束电图（HBE）是房室束激动的电位图，记录方法分导管法与体表法两种。希氏束电图有助于：①进一步确定房室传导障碍的位置。②鉴别室上性过早搏动伴差异性心室内传导与室性过早搏动。③发现隐匿性房室交接处过早搏动。④预激综合征的电生理学分型。⑤研究药物对心脏的作用，特别是对心脏电生理学的影响，以便了解药物治疗的生理基础。

第四，食管导联心电图。食管导联心电图是一种将电极直接贴近心房后壁的技术，这种贴近可以提供清晰显示窦性P波或异位P波的效果。目前认为，食管导联心电图在鉴别室上性与室性心律失常方面具有重要的临床价值，同时也有助于后壁心肌梗死的诊断。

第五，高频心电图。高频心电图是将普通心电图机的频率相应提高到800~3000Hz，扫描速度加快到200~500mm/s，放大倍数增加到1mV=60mm~100mm，以检出被普通心电图滤掉的高频成分。此法临床应用不广，可用以协助诊断冠心病。

第六，人工心脏起搏心电图。人工心脏起搏心电图是应用人工心脏起搏器带动心搏动时，记录到的心电图，其表现与自发心搏的心电图有所不同。人工心脏起搏心电图对判断起搏效果和发现起搏故障有一定帮助。

第七，正交心电图。正交心电图是心电向量环在心脏的左右（X）、上下（Y）、前后（Z）导联轴上投影的心电图。由于X、Y、Z三个导联互相垂直相交故名，也称XYZ心电图。正交心电图和常规心电图都属标量心电图，但正交心电图是用校正的导联体系，如Frank体系记录下来的心电图，所获得的资料较常规心电图准确。正交心电图的正常值变化范围小于常规心电图，有利于发现病理异常，对高血压性心脏病和慢性阻塞性肺部疾病的诊断率高于常规心电图，对心肌梗死的诊断率，略高于常规心电图，但其确切的临床意义正在研究中。

第八，体表心脏等电位标测图。体表心脏等电位标测图可综观心电场在体表分布的全貌，即在体表多处，记录每个瞬间体表电场的分布情况，以等电位线的形式表达，综合瞬间体表等电位线的分布，可以得到一次心动周期中心电活动的动态概貌。体表心脏等电位标测图目前在临床上应用尚不普遍。通过观察体表心脏电位的演变动态，有助于推测心肌梗死的位置与范围、心脏缺血区的定位，诊断心肌肥厚、鉴别室性过早搏动与室上性心搏的心室内差异性传导，以及推测预激综合征异常房室束的位置。

除心电外，心脏的机械性活动及音波等也可用仪器记录下来。将心脏的机械活动转变为电能记录下来，供分析研究使用的有收缩时间间期测定和心尖搏动图。收缩时间间期是从同步描记的心电图、心音图及颈动脉搏动图上测量计算出来的心脏各部分机械收缩期的各个间期的时间，是反映左心室功能的一种较好的方法。心尖搏动图是将心脏搏动在胸壁产生的振动转为电能后记录下来的图形，能反映心脏周期活动的情况，也可间接反映左心室的功能。心音图是将心脏在收缩期及舒张期中产生的声音转为电能后记录下来的图形，将心音图像转化后，可与听诊对照，以弥补其不足。此外，尚有心磁图、指端光电容积描记图和心阻抗图等，这些都是以不同的原理从某一方面来研究心血管活动的方法，有的已应用于临床，有的尚在继续研究中。

（二）脑电图诊断

脑电图（EEG）是应用电子技术，引导、放大和记录的大脑皮质神经细胞电位变化，已广泛应用于中枢神经系统疾病等的诊断，重危患者监测以及医学研究。本法无损伤性，对诊断癫病、颅内占位性疾病、颅内感染、颅脑外伤及影响大脑生理代谢的疾病有一定价值。随着电子技术的进展，出现了遥测脑电图、脑电位分布图、深部埋藏电极及计算机分析等方法。

（三）脑诱发电位诊断

脑诱发电位是指神经系统受刺激后诱发出的特殊电活动。如用闪光刺激人眼的视网膜，可以在视觉皮层引出一个诱发电位，称为视觉诱发电位（VEP）；短声刺激可引出脑干听觉诱发电位（BAEP）及听觉皮质的诱发电位；躯体的电方波刺激，可以在顶叶皮质引出躯体感觉诱发电位（SEP）。脑诱发电位可以为临床提供有关神经系统传导通路障碍客观而灵敏的信息，作为临床检查有价值的补充。不过它们没有病因诊断的价值。此外，脑诱发电位的使用需要由既懂脑诱发电位又能结合临床进行分析的医生来做。在分析时还要认真考虑有无其他可以导致传导异常的因素。

（四）血流图诊断

血流图检查是一种采用电阻抗技术，无创伤地记录生物组织中血液等容积变动的方法，根据血流图是通过电阻抗来探测血流动力学的改变，故其名称以血流阻抗图（血流图）较为合适。临床常用的血流阻抗图有脑血流图和肺血流图（肺阻抗图）。脑血流图已广泛应用；肺血流图在慢性支气管炎、肺气肿、肺心病诊断上有相应的应用，对肺水肿的反应也很灵敏，对肺心病可测得一些有用的参数。

（五）肌电图诊断

肌电图（EMG）是应用肌电仪记录肌肉在放松和收缩时的生物电活动，广义的肌电图学还包括神经传导速度、神经重复电刺激以及有关周围神经、神经肌接头和肌肉疾病的电诊断学。

肌电图一般用于肌病、周围神经病和神经终极疾病的检查，可协助判别病变的部位、程度和预后，肌电图还用于鉴别肌源性或神经源性损害；区别周围神经的髓鞘损害和轴索损害；确定神经损伤及压迫的部位、程度及预后；判定神经吻合后功能恢复的情况；判定咀嚼肌、膀胱括约肌、肛门括约肌的功能；也可用于运动医学和针灸麻醉的研究工作。

三、现代医学内科超声诊断

超声诊断（Ultrasonic diagnosis）是利用超声在人体各种组织内的传播特性不同，在其接触面上产生反射，形成各种回波图像，根据图像的特征对生理、病理情况做出判别的诊断方法。超声诊断无损伤、检查方便、图像直观、诊断快速，深受临床医生和患者的欢迎。20世纪80年代以来，随着电子技术的发展和仪器的不断改进，使超声显像技术得到很大提高，在临床上发挥了更大作用，成为现代化医院中必不可少的诊断手段。目前，超声显像与包括计算机体层扫描在内的放射学检查、放射性核素扫描和磁共振成像被认为是现代医学的四大影像诊断技术。

目前，各类具有先进水平的超声显像仪，采用了振幅灰阶编码技术、数字扫查转换器和电子动态聚焦系统等新技术，加快了成像速度，提高了分辨率，使图像质量大为提高。其他新型的超声成像系统如C型、F型、D型的显示技术，超声CT、电视显示超声透视机、超声全息显像也相继出现。

（一）超声诊断的原理观念

超声是频率在20000Hz以上，超过人耳听阈的声波。超声诊断是利用超声的某些物理特性，使用不同类型的仪器，通过信号检验方法，用波形、曲线或影像形式显示出来，以诊断人体器质性及某些功能性疾病。目前常用的是反射法，主要依据超声的良好指向性和与光相似的反射性、折射性以及多普勒效应等物理特性，将超声发射到体内，当其在组织中传播，遇到声阻抗不同的界面时，即发生反射。由于各种正常和疾病组织、器官对超声的吸收、界面形态和活动状态的不同以及超声在气体、固体及气体介质中，由于传播速度不同，所产生的反射规律也不同，反射的"声能"也各异，在断面图像上形成明暗不同的回声区域。对这些由超声反射构成的图像，结合生理学和病理学知识，进行分析，即可对疾病的部位、性质和它引起的功能障碍做出判断。所以超声诊断的原理就是超声利用界面声反射成像的原理。界面反射是超声诊断的基础。超声诊断所用的频率一般为1～10MHz。小于1MHz的超声波，其波长较长，分辨率较差，不能用于诊断。从理论上讲，频率越高、波长越短、分辨率越好，对疾病诊断更有利。但由于频率越高，超声波在组织内衰减越大，不利于做深部组织检查。此外，发射频率由探头晶体厚度决定，频率越高，晶体越薄，以目前普遍采用的压电陶瓷作晶体，很难做出超过10MHz的探头。超声诊断常用频率只有2.25MHz、3MHz、3.5MHz、5MHz和7.5MHz等几种，此时在软组织中超声的波长约为0.2mm～0.7mm。超声在介质中传播时本身携带能量，声强的大小对超声诊断极为重要。

（二）超声诊断的仪器类型

超声诊断仪的型号很多，但基本可以分为A型、B型、M型和D型四种。

第一，A型超声诊断仪。A型超声诊断仪采用振幅调制技术。它采用单一探头发射单一声在人体组织内传播，并通过检测声学界面所产生的一系列反射回声来表达，这些回声在示波屏的时间轴上以不同的振幅高低展示。示波屏的X轴表示人体组织的深度，Y轴表示振幅的高低，即界面反射的强度。A型超声诊断仪主要依据波幅、波形、波密度和活跃度等参数作为诊断疾病的依据。A型超声诊断仪只能进行一维显示，无法形成直观图像，只能用于探测界面距离、脏器径值以及病变的物理特性。

第二，B型超声诊断仪。B型超声诊断仪是目前临床应用最为广泛的超声诊断设备，是在A型超声诊断仪的基础上发展而来的。它采用亮度调制技术，即利用不同亮度的光点来表示界面反射信号的强度。反射信号强度越大，光点越亮；反射信号强度越弱，光点越暗。在对脏器进行顺序扫描（线性或扇形扫描）时，反射光点按照次序分布形成切面图像，因此可以显示脏器的二维切面图像。当图像更新速度大于每秒24帧时，即可实时显示脏器的活动状态，被称为实时成像。B型超声诊断是目前临床应用最为广泛的超声诊断方法，几乎涉及所有临床学科，用于诊断肝脏、脾脏、胆囊、胰腺、胃肠道、肾上腺、膀胱、前列腺、女性生殖系统、腹腔和腹膜后等部位的疾病；也用于颅脑、眼睛和眼眶、面颌部、颈部、甲状腺、咽喉、乳腺、纵隔、胸膜、肺部以及头颈胸部的疾病诊断；还用于先天性心脏病、风湿性心脏病、冠心病、心肌炎等心血管疾病的诊断。

第三，M型超声诊断仪。M型超声诊断仪是在A型超声诊断仪基础上进行改良的一种用于诊断活动器官的超声诊断设备，它是一种活动显示型的设备，同样也属于亮度调制型。在B型超声扫描的基础上，M型超声诊断仪引入了慢速扫描锯齿波，使得反射光点可以从左向右移动进行扫描。在M型显示中，X轴表示光点的慢速扫描时间，可以呈现一段时间内超声信号和其他生理参数的曲线变化，Y 轴则代表声波传播的深度以及组织活动的幅度。通过观察光点的移动，可以观察被探测物体的深度和活动状态，主要用于心脏和大血管的检查，被称为 M 型超声心动图。M 型超声诊断仪在 20 世纪 60 年代开始应用于临床，70 年代初得到了广泛的普及，对于各种心脏疾病，特别是心脏瓣膜疾病的诊断具有重要的临床价值。

第四，D 型超声诊断仪。D 型超声诊断仪是一类包括各种超声多普勒诊断仪的总称，它们利用多普勒效应来显示探头与被检测物体之间的相对运动所产生的多普勒频移。当声源和接收器之间发生相对运动时，接收器接收到的声波频率与声源发射频率之间会发生频率的偏移，这就是所谓的频移，这种现象称为多普勒效应。在人体超声检查中，血液中红细胞的散射是超声多普勒频移信号的主要成分，当血流朝向超声探头时会产生正向频移，即频移向上；当血流远离超声探头时会产生负向频移，即频移向下。这就是各种 D 型诊断仪的基本原理，主要包括具有距离选择功能的脉冲多普勒和不具备距离选择功能的连续多普勒这两种基本方式。D 型超声诊断仪主要用于检测心脏、大血管以及脏器内血管的血流动力学状态，特别适用于观察瓣膜病变和先天性心脏病中的血液逆流和分流情况。

（三）超声诊断的介入性超声

介入性超声（Interventional ultrasound）是指在实时超声引导下，将穿刺针、导管等插入体内，或将特殊探头置入体内进行各种诊疗操作。由于该技术具有安全、简便、效果好、费用低，不受放射线辐射影响等优点，迅速普及，在临床各种疾病的诊治中占有重要位置。

介入性超声与介入性放射学科有着密切的联系。在目前临床开展的介入性放射学项目中，部分可由介入性超声替代；部分则可由两者配合完成，互相取长补短。

1.介入性超声分类

（1）超声引导下经皮穿刺。超声引导下经皮穿刺技术在临床上应用的时间最久，范围也最广，其中许多项目已经普及，即应用实时超声特制的探头，直接在超声监视下，将穿刺针从探头胰腺中，经皮肤向各种脏器和组织讲行穿刺，吸取细胞或组织进行诊断。

（2）体腔内超声。体腔内超声起初应用于泌尿系统疾病检查，如经直肠的前列腺和经尿道的膀胱超声检查等。进行体腔内超声检查时，由于可以将超声探头通过体腔，直接放在病灶处，减少了周围脏器的干扰，分辨率高，从而提高超声的诊断水平，同时也可在超声引导下，进行穿刺诊断。

（3）手术中超声。手术中超声在神经外科。泌尿外科和心胸外科的应用较多，其中主要特点为可准确定位、穿刺或活检，确定病灶的位置、范围、与周围血管或脏器的关系，以利于手术的顺利进行。

（4）子宫内胎儿介入性超声。对围产医学、计划生育有重要作用。

2.介入性超声诊断

目前已经广泛应用于临床，几乎与所有临床学科有关，涉及的主要学科有内科、外科、妇产科、小儿科等。在内科领域方面主要应用于以下目的。

（1）为实验室检查获取标本。如超声引导下的心包穿刺、心包活检和心包胸膜开窗术，对部分心包炎、心包肿瘤的病因和病理诊断有重要意义，心内膜心肌活检可对确定心内膜心肌病变提供临床参考；超声引导下细针穿刺对胃肠肿块的确诊具有很高的实用价值，对内镜检查有困难的中晚期胃肠道肿瘤患者也是一种较为理想的获取病理诊断的方法，对于腹部以及升结肠病变，纤维肠镜难以达到其位置，超声导向则不受上述因素限制，能迅速做出诊断，

（2）开展各种造影。如左心系统声学造影诊断心内左向右分流有较高的敏感性和特异性，尤其对小的室间隔缺损的确诊有较高价值；从主动脉根部对人声学造影剂进行心肌灌注造影对诊断冠心病也有一定意义；超声导向经皮、经肝胆管穿刺、门静脉穿刺和经皮肾脏穿刺，注入造影剂进行X线造影检查等。

（3）获得高分辨率的声像图。通过各种体腔内探头或术中超声，显示更清晰的超声图像和体表探头不能检出的病变，如通过食管探头显示左心耳的附壁血栓和主动脉夹层动脉瘤，通过血管内超声，可清楚显示血管壁的细微病变，包括管腔的形状与大小，管壁厚度与病理特征；将导管插入心腔内的不同水平，可获得高清晰度的显像，用以观察心内膜、心瓣膜等疾病及心腔内起搏器的情况等。目前，血管内超声的应用仅限于诊断，尚不能同时进行治疗。心肌造影超声心动图（MCE）是一种将常规二维超声心动图与声学造影剂相结合而产生的一种检测心肌微循环的新技术，与血管内超声（IVUS）、经食管超声（TEE）、三维超

声（3DE）等一样，是近年来心脏超声研究领域中发展异常迅速的课题之一。同时，MCE用于冠状动脉疾病的诊断，既是声学造影史上又是冠状动脉疾病诊断方法学上的重大进步。

目前超声诊断已普及全身各个系统，为现今临床诊断最常用的无创性检查手段。今后超声诊断随着现代各种技术的相互渗透和促进，必将有更新的发展。

第三节　现代医学内科临床常用诊疗技术

一、现代医学内科的心脏电复律

心脏电复律是用较强的脉冲电流，通过心肌，使心肌各部分在瞬间同时除极，以终止异位心律，使之恢复窦性心律的一种方法，它是药物与人工心脏起搏以外的治疗异位快速性心律失常的另一种方法，具有作用快、疗效高，比较安全与简便的特点，但它不能防止心律失常的复发。该方法最早用于消除室颤（VF），故称为电除颤，后来进一步用于纠正房颤、房扑、阵发性室上速和室速（VT）等，故称为电复律。心脏电复律器就是进行心脏电复律时所用的装置，亦称心脏电除颤器。它由电极、蓄电和放电、同步触发、心电示波仪、电源供应等部分组成。

（一）非同步电除颤技术

1.绝对适应证

VF及心室扑动是非同步电除颤的绝对适应证。当发生VF或室扑后，患者已失去知觉，电击时无须任何麻醉剂，应在积极行CPR时即刻进行非同步除颤。选用的电功率宜为300～360J（单相波除颤仪）或150～200J（双相波除颤仪），以期1次除颤成功。若室颤波幅小，可注射肾上腺素，以增大颤动波，使再次除颤有希望成功。例如，诱发VF的因素仍存在（电解质与酸碱平衡失调、缺氧、心肌梗死、休克等）需同时积极加以处理，以防VF再发，有时快速的VT或预激综合征合并快速房颤均有宽大的QRS波和T波，除颤仪在同步工作方式下无法识别QRS波，而不放电。

2.电除颤操作步骤

电除颤的操作步骤有七个方面：①首先通过心电图监护确认出现室颤（VF）情况。②打开除颤器的电源开关，并检查选择按钮是否置于"非同步"位置，将能量选择键调至所需的除颤能量水平。③将电极板涂上导电凝胶或用浸湿盐水的纱布包裹，分别将电极放置于胸骨右侧第2肋间以及左腋前线第5肋间，并用力按紧，直到放电结束前都不能松动，以确保获得较低的阻抗，有利于除颤成功。两个电极板之间应至少相隔10厘米。④按下"充电"按钮，将除颤器充电到所需能量水平。⑤按紧"放电"按钮，在观察到除颤器放电后再松开按钮。⑥放电后立即观察患者的心电图，判断除颤是否成功，并决定是否需要再次进行电除颤；如果首次电除颤未能成功，则建议继续进行2分钟的心肺复苏后再次除颤，所使用的能量应与首次相同或略高。⑦完成除颤后，关闭除颤器的电源，擦干净电极板，并进行储存备用。

（二）同步电复律技术

1.同步电复律的适应证

除非异位快速性心律失常经药物治疗无效，否则同步电复律是推荐的治疗方法。临床上存在两种情况需要进行同步电复律治疗：①急性的快速异位心律失常，如室速、室上速和阵发性快速房颤（扑），尤其是由WPW产生的房颤。②持续性房颤或房扑。在进行电复律前，应详细了解其发病原因，并采取针对性的积极处理措施。

（1）VT。所需能量一般为100～200J，即时成功率可达90%～97%。洋地黄中毒所致VT禁忌电击。

（2）房颤。预激综合征并发房颤伴血流动力学障碍者，电复律是首选治疗方法。慢性房颤的复律则需仔细权衡利弊，有下列情况者可考虑电复律治疗：①房颤在半年以内、心脏病变较轻或已做过满意的二尖瓣手术。②甲状腺功能亢进或其他诱因经治疗控制后房颤存在。③经足量洋地黄及其他药物治疗心室率无法控制。④经复律后能维持3～6个月以上并有明显症状改善的复发病例。所需能量一般为100～200J。

（3）房扑。同步电复律所需能量较低，仅需50～100J，即时转复成功率高达98%～100%，可作为首选的治疗方法。尤其是伴有心室率快，血流动力学障碍的患者（如房扑1∶1传导时）更有适应证。

（4）室上性心动过速。对于室上性心动过速，如果经过刺激迷走神经和药物治疗无效，可以考虑使用直流电同步电复律作为治疗选择。复律能量通常在100～150J，成功率大约为55%～85%左右。如果患者已经使用了洋地黄类药物，则可以考虑采用食管快速心房起搏治疗的方法。

当用刺激迷走神经方法和药物治疗无效者，可选用直流电同步电复律，复律能量一般为100～150J，成功率仅25%～85%。若已用洋地黄类药物者则宜考虑食管快速心房起搏治疗。

2.同步电复律的禁忌证

（1）下列情况绝对禁用电复律。洋地黄中毒引起的心律失常；室上性心律失常伴高度或完全性房室传导阻滞，即使转为窦性心律也不能改善血流动力学状态；阵发性心动过速反复频繁发作者（不宜多次反复电复律）；病窦综合征伴发的快—慢综合征；近期有动脉栓塞或经超声心动图检查心房内存在血栓而未接受抗凝治疗者。

（2）下列房颤患者对电复律有相对禁忌证。拟进行心脏瓣膜病外科手术者；洋地黄过量或低血钾患者，电复律应在纠正后进行；甲状腺功能亢进伴房颤而未对前者进行正规治疗者；心力衰竭未纠正或有风湿活动或有急性心肌炎者；心脏明显扩大者。

二、现代医学内科的心包腔穿刺术

心包腔积液并有明显心脏压塞症状须穿刺放液以缓解症状者；原因不明的心包积液（血）患者；恶性心包积液药物注入治疗者。

（一）心包腔穿刺术的操作方法

第一，对于穿刺部位的选择，超声心动图是诊断心包积液最简便而准确的方法。应选择舒张末期心包积液液平≥1厘米为穿刺部位。常用的穿刺点有三个方面：①左胸前穿刺点（心尖部穿刺点）一般位于左侧第5肋间心脏相对浊音界内侧约2厘米处。穿刺时，需从肋骨上缘进行，针尖方向向内、向后、稍微向上，并指向脊柱方向，缓慢穿刺进入心包腔内。②胸骨下穿刺点位于剑突下与左肋缘交角处。穿刺针从剑突下正中线的左侧进入，针头与腹壁保持30°～40°角度，向上、向后，并稍微向左沿着胸骨后壁推进，以免损伤肝脏。此穿刺点适用于左侧有胸膜增厚、左侧胸腔积液或心包积脓的情况。③右胸前穿刺点位于右侧第4肋间心脏相对浊音界的内侧1厘米处。穿刺针应向内、向后指向脊柱推进。此穿刺点仅适用于心包积液右侧较多、心脏向右侧扩大的情况。

第二，患者取坐位或半坐卧位，位置要舒适，因在穿刺过程中，不能移动身体。术者应再一次检查心界，确定穿刺点后，常规局部消毒，铺巾。

第三，使用1%～2%利多卡因作为局部麻醉，选择细小的针头。在刺入皮肤后，按照上述提到的进针方向缓慢推进针头，同时进行回抽检查，并进行适量的注射。当穿过心包膜时，可能会感到穿刺针进入空腔的感觉。如果抽出液体，应记录进针的方向和深度，然后拔出局麻针。在穿刺抽液的过程中，进入心包腔后可能会感觉到心脏的搏动引起的振动。此时，应稍微退回针头，以避免划伤心肌。助手立即使用血管钳夹住针头以固定深度，术者将注射器套在针座的橡皮管上，然后松开橡皮管上的止血钳，缓慢抽吸液体，并记录抽取的液体量，并将液体转入试管中以供检验。

第四，术毕拔出针头后，盖以消毒纱布，用胶布固定。

（二）心包腔穿刺术的注意事项

第一，选择合适的穿刺点，确保进针方向准确，深度适当。一般而言，左胸前穿刺点的进针深度为3～5cm，剑突下穿刺点的进针深度为4～7cm，但具体的深度应根据积液的数量和心浊音界的大小进行调整。最好在超声引导下进行穿刺，这样更安全和准确。穿刺针头接管应保持轻度负压，边进针边抽回，直到抽出液体为止。如果无法抽出液体，且没有触及心脏搏动，应缓慢退回针头并改变进针方向进行重新穿刺，但应避免不必要的反复尝试抽取。在取下空针之前，请夹闭橡皮管，以防止空气进入。

第二，术前谈话。术前谈话内容包括手术的必要性和危险性，主要危险是损伤冠状动脉，心脏穿孔，气胸，感染，心律失常和休克等，应将这些危险及其可能性有多大向患者或家属交代清楚，争取患者或家属同意并在谈话记录上签字后方可进行穿刺。此外，嘱患者在穿刺时切勿咳嗽或深呼吸，术前0.5h可服可待因0.03g。

第三，若脓液黏稠，不易抽出时，可用消毒温生理盐水冲洗，冲洗时动作要轻柔，并注意患者反应。如需注入药物，可于抽液后缓慢注入。

第四，如操作过程中患者出现面色苍白，气促，出汗，心慌等情况，立即终止手术，并做相应处理。例如，抽出血性液体，应暂停抽液，检查进针方向与深度，将抽得的血性液体放入试管中，血液不久即凝固，表示很可能来自心脏，立即终止手术；如放置10分钟以上不凝固，患者又无凝血机制障碍，表示血液来自心包腔，并视病情需要，继续或终止抽液。

第五，首次抽液量不宜超过100～200mL，需再次抽液时一般也不宜超过300～500mL。抽液速度不宜过快，过多，可使大量血液回心而导致肺水肿。但在化脓性心包炎时，应每次尽量抽尽脓液，穿刺时避免污染胸腔，穿刺抽脓后应注意胸腔感染的发生。

第六，术中和术后均需密切观察呼吸、血压、脉搏等的变化。

第七，麻醉要完善，以免因疼痛引起神经源性休克。

第八，患者不能配合，意识障碍、躁动或出血性疾病，禁止行心包腔穿刺术。

三、现代医学内科的心肺复苏

心搏骤停是指各种原因引起的，在未能预计的时间内心脏突然停止搏动，从而导致有效心泵功能和有效循环突然中止，引起全身组织严重缺血、缺氧和代谢障碍，如不及时抢救可危及生命。心搏骤停不同于任何慢性病终末期的心脏停搏，若及时采取正确有效的复苏措施，患者有可能康复。

（一）心源性心搏骤停诊疗

因心脏本身的病变所致，如冠心病，特别是急性心肌梗死早期或急性冠状动脉供血不足常发生心室颤动或心室停顿；急性心肌炎可发生完全性房室传导阻滞或室性心动过速而导致心搏骤停；心肌病（以肥厚型多见，扩张型次之）；心脏瓣膜病；先天性心脏病；原发性电生理紊乱（如窦房结病变，预激综合征及QT间期延长综合征）等。

（二）非心源性心搏骤停诊疗

第一，呼吸衰竭、呼吸停止。气道异物、溺水和窒息等所致的气道阻塞，烟雾吸入和烧伤所致气道水肿，脑血管意外和颅脑损伤等均可导致呼吸衰竭或呼吸停止，从而引起心肌严重缺氧而发生心搏骤停。

第二，严重的电解质紊乱和酸碱平衡失调。体内严重高血钾可抑制心肌收缩力和心脏自律性而发生心搏骤停；严重低血钾可诱发高危室性心律失常而致心搏骤停。严重高血钙可致房室和室内传导阻滞、室性心律失常甚至发生心室颤动。严重的高血镁也可以引起心搏骤停。血钠过低和血钙过低可加重高血钾的影响；血钠过高和低血镁又可加重低血钾的表现。酸中毒时细胞内钾外移，使血钾增高，也可发生心搏骤停。

第三，药物中毒和变态反应。洋地黄类药物、奎尼丁等药物的毒性反应可能引起严重的心律失常并导致心搏骤停。快速静脉注射维拉帕米、利多卡因、普罗帕酮、氯化钙等药物也可能导致心搏骤停。青霉素及某些血清制剂在发生严重变态反应时，也可能引起心搏骤停。

第四，电击或雷击。电击或雷击可因强电流直接通过心脏或通过头部生命中枢而导致心搏骤停。

第五，手术、治疗操作和麻醉意外。心脏手术，某些诊断性操作如血管造影或心导管检查，硬膜外麻醉药物误入蛛网膜下隙，肌肉松弛剂使用不当，全麻剂量过大，低温麻醉温度过低等，均可能引起心搏骤停。

（三）心搏骤停的诊疗

绝大多数患者无先兆症状，常突然发病。少数患者在发病前数分钟至数十分钟有头晕、乏力、心悸、胸闷等非特异性症状。心搏骤停的主要临床表现为意识突然丧失，心音及大动脉搏动消失。一般心脏停搏3～5s，患者有头晕和黑蒙；停搏5～10s，由于脑部缺氧而引起晕厥，即意识丧失；停搏10～15s将发生阿-斯综合征，伴有全身性抽搐及大小便失禁等；停搏20～30s呼吸断续及停止，同时伴有面色苍白或发绀；停搏60s出现瞳孔散大；如停搏超过5min，因中枢神经系统缺氧过久而造成严重的不可逆损害。

辅助检查以心电图最为重要，心搏骤停4min内90%以上为心室颤动，4min后则多为心室静止。心搏骤停的识别一般并不困难，最可靠且出现较早的征象是意识突然丧失和大动脉搏动消失，一般以一手拍打患者以判断意识是否存在，另一手食指和中指触摸其双侧颈动脉以了解有无搏动，如果两者均不存在，就可肯定心搏骤停的诊断，并应立即实施初步急救。如在心搏骤停5min内争分夺秒给予有效的心肺复苏，患者可能获得复苏且不留下脑和其他中枢神经系统不可逆性损害。因此在现场识别和急救时，应分秒必争充分认识时间的宝贵性，注意不应要求所有临床表现都具备齐全才肯定诊断，不要等待听心音、测血压和心电图检查而延误识别和抢救时机。

（四）心肺复苏急救技术步骤

第一，判定心搏骤停。迅速用各种方法检查患者，确定是否意识丧失，心跳、呼吸停止。主要采取："一看"看形态，面色，瞳孔；"二摸"，摸股动脉、颈动脉搏动；"三听"，听心音。证实患者心跳停止后应立即进行抢救。

第二，安置复苏体位。放置患者仰卧在坚实平地上，转动时应一手托住患者颈部，另一手扶着他的肩部，使患者沿其躯体纵轴整体地翻转到仰卧位。

第三，开放气道。一手置于前额使头部后仰；另一手的食指与中指置于颌骨近下颌角处，抬起下颌。

第四，人工呼吸。口对口呼吸是一种通过抢救者用力呼气的力量，将气体吹入患者的肺泡中，通过肺的间歇性膨胀，以维持肺泡通气和氧合作用，从而缓解机体缺氧和二氧化碳潴留。具体方法如下：首先保持患者仰头抬颈，抢救者用右手拇指和食指捏紧患者的鼻孔，自己深吸入一口气后，用自己的双唇完全覆盖住患者的嘴巴，然后用力吹气1~1.5s，使患者的胸廓扩张；吹气完成后，抢救者松开捏鼻孔的手，让患者的胸廓和肺依靠其弹性力自主回缩并呼气。吹气频率为12~20次/min，但应与心脏按压成比例。在单人操作时，进行15次心脏按压后，进行2次吹气（15∶2）；在双人操作时，按照5∶1的比例进行心脏按压和吹气。在进行吹气时，应停止胸外按压。

第五，胸外心脏按压。在人工呼吸的同时，进行人工心脏按压。按压部位为胸骨中、下1/3交界处的正中线上或剑突上2.5~5cm处。方法如下：抢救者一手的掌根部紧放在按压部位，另一手掌放在此手背上，两手平行重叠且手指交叉互握抬起，使手指脱离胸壁。双臂绷紧，双肩中点垂直于按压部位，利用上半身体重和肩、臂部肌肉力量垂直向下按压，按压深度为3.8~5cm，按压频率为

80～100次/min，按压时间与放松时间各占50%。按压应平稳，有规律地进行，不能间断。按压至最低点处，应有一明显的停顿，不能冲击式的猛压或跳跃式按压；放松时定位的手掌根部不要离开胸骨定位点，但应尽量放松，务使胸骨不受任何压力。

（五）心肺复苏的有效指标

第一，颈动脉搏动。按压有效时，每按压1次可触摸到颈动脉1次搏动，若中止按压搏动亦消失，则应继续进行胸外按压，如果停止按压后脉搏仍然存在，说明患者心搏已恢复。

第二，面色。复苏有效时，面色由发绀转为红润；若变为苍白，则说明复苏无效。

第三，其他。复苏有效时，可出现自主呼吸，或瞳孔由大变小并有对光反射，甚至有眼球活动及四肢抽动。

（六）复苏后的处理原则和措施

心肺复苏后的处理原则和措施包括维持有效的循环和呼吸功能，特别是脑灌注，预防再次心脏骤停，维持水、电解质和酸碱平衡，防治脑水肿、急性肾衰竭和继发感染等，其中重点是脑复苏，开始有关提高长期生存和神经功能恢复治疗。

第一，维持有效循环。应进行全面的心血管系统及相关因素的评价，仔细寻找引起心脏骤停的原因；尤其是否有急性心肌梗死发生及电解质紊乱存在，并做及时处理。如果患者血流动力学状态不稳定，则需要评估全身循环血容量状况和心室功能。对危重患者常需放置肺动脉漂浮导管进行有创血流动力学监测。为保证血压、心脏指数和全身灌注、输液，并使用血管活性药、正性肌力药和增强心肌收缩力等。

第二，维持呼吸。自主循环恢复后，患者可有小程度的呼吸系统功能障碍，一些患者可能仍然需要机械通气和吸氧治疗，呼气末正压通气（PEEP）对肺功能不全合并左心衰竭的患者可能很有帮助，但需注意此时血流动力学是否稳定。临床上可以依据动脉血气结果或无创监测来调节吸氧浓度、EEEP值和每分通气量。持续性低碳酸血症（低PCO_2）可加重脑缺血，因此应避免常规使用高通气治疗。

第三，防治脑缺氧和脑水肿。也被称为脑复苏，是心肺复苏成功的关键所在。在缺氧状态下，脑血流的自主调节功能丧失，脑血流的维持主要依赖脑灌注压。因此，导致颅内压升高或体循环平均动脉压降低的因素都可能减少脑血流灌注。对于昏迷患者，需要维持正常或轻微增加的平均动脉压，同时降低升高的颅内压，以确保脑灌注的良好状态。

四、现代医学内科的机械通气

"机械通气已成为急性、慢性重症呼吸衰竭患者的必要治疗手段"[1]，但只有熟练地掌握呼吸机的性能、工作原理、使用方法才能恰当地根据患者的病情及抢救过程中的变化，及时调整呼吸机的有关参数，从而提高抢救成功率。如操作不正确、适应证选择及工作参数调节不当，或故障不能及时排除，则可使病情恶化，并发症增加，从而导致死亡率增高。因此，要求从事内科危重症急救的医护人员应具有一定的呼吸生理学基础，熟悉各种类型呼吸机的性能和调节，掌握使用呼吸机的适应证和并发症的防治，掌握脱机的指征和方法，如此才能正确、合理地使用呼吸机。

（一）机械通气对生理功能的影响

1.机械通气对呼吸生理的影响

（1）对肺容量的影响。肺容量包括潮气量、补吸气量、补呼气量和残气量。补呼气量加上残气量被称为功能残气量（FRC）。在正压通气下，由于气体被推进肺泡并使其扩张，肺血容量减少，但肺容量增加。使用呼气终末正压（PEEP）时，可以增加残气量和FRC。增加FRC有利于肺泡毛细血管膜两侧的气体交换。当PEEP为5cmH$_2$O时，正常人的FRC可增加500mL。

（2）对通气量的影响。肺泡通气量（VA）=（潮气量−无效腔量）×呼吸频率，使用呼吸机的目的就是要提高VA，因机械通气可增加潮气量，减少无效腔量/潮气量（VD/VT）比值；如果潮气量过大则可导致通气/血流（V/Q）比值≥0.8，即产生无效腔效应，无助于肺的换气。

---

①马少林，朱晓萍.机械通气与膈肌萎缩[J].国际呼吸杂志，2012，32（1）：70.

（3）对V/Q比值的影响。正压通气时，使气体进入通气较差的肺泡从而改善了V/Q比值，使肺内分流（Qs/Qt）减少，缺氧及CO₂潴留得到改善，痉挛的肺毛细血管扩张血流灌注增加，使原V/Q比值过高的肺泡趋于正常，生理无效腔减少。但吸气压过高时，可使肺泡压增加，肺血流灌注减少，V/Q增大而使VD/VT增大。此时这一区域内的血流又向通气较差的转移，V/Q下降而增加分流效应，因此吸气压力过高对纠正V/Q失调是无益的。

（4）对弥散功能的影响。正压通气增加了气道及肺泡内压，抵消了肺毛细血管静水压，从而减轻了间质和肺泡水肿，促进了渗液的吸收。随着渗液的吸收和肺泡复张，有效换气面积增大，弥散功能得到改善。

（5）对呼吸力学的影响。

第一，提高了肺的顺应性。当肺部炎症、充血、水肿、不张等均可使肺顺应性下降，机械通气增加了肺的通气，使肺的充血、水肿减轻，萎陷的肺泡复张，肺泡弹性得到改善，从而提高了肺的顺应性。

第二，降低了气道阻力。主要因为四个方面；①细支气管扩张，内径增加。②增加了肺泡充气量，提高了肺泡压，增加了咳嗽和排痰功能，保持了气道通畅。③通气及换气功能改善后，缺氧和酸中毒得到缓解，细支气管扩张。④调整到较慢的呼吸频率，较大的潮气量，控制吸气流速，使气道阻力相对下降。

第三，减少呼吸功能。正常情况下吸气是主动、呼气是被动，因此呼气不需用力，但当肺顺应性下降、气道阻力增加时，患者为维持足够的通气，其吸气、呼气均成为主动，辅助呼吸肌也参与工作，因此呼吸功能增加、耗氧量增加、CO₂产量增加，刺激呼吸中枢，使呼吸进一步加快，呼吸功能增加形成恶性循环，使用呼吸肌后减少呼吸肌主动活动，减少了能量消耗。同时由于气道阻力下降和肺顺应性增加，呼吸功能减少。

（6）对呼吸中枢的影响。在开始使用呼吸机时，虽然PaCO₂尚无变化时，有的自主呼吸立即消失了，这是由于正压吸气使肺扩张，通过牵张感受器—传入神经元—抑制吸气中枢—呼吸停止，部分患者是由于PaCO₂下降及PaO₂升高后呼吸中枢的缺氧刺激减少或消失而致呼吸停止。

2.机械通气对心血管功能的影响

（1）对静脉回流和心输出量的影响。在机械通气时，由于胸腔内压减为正压，故中心静脉压升高，静脉回流减少。此外，静脉回流还受吸气压力持续时间的影响，吸气时间长则回心血量下降，如吸气压力为2.942Pa，吸呼比为2：1，则心输出量下降1/3，故对休克患者宜应用正负压通气。而对于慢性阻塞性肺病患者，则不宜用负压呼气，因其可导致支气管陷闭，气道阻塞。

机械通气造成通气过度时，可致呼吸性碱中毒，使细胞内外钾离子浓度比例发生变化，严重时可导致室颤，此外$PaCO_2$下降可减少交感神经对心脏的兴奋作用，心输出量下降。

（2）对肺循环的影响。正压通气时，肺血容量减少，如血管神经反射正常者，通过全身血管的收缩而代偿，从而使肺血容量恢复正常。但如血容量不足或因酸中毒，缺氧，肺毛细血管处于痉挛状态，正压通气将对循环生理功能产生十分有害的影响。

（3）对氧输送量（DO_2）的影响。DO_2：$CaO_2 \times CO_2$，如使用PEEP时，虽可增加CaO_2，但可使CO_2下降。一般PEEP<$10cmH_2O$时对CO_2影响较小，而大于$10cmH_2O$则可使CO_2下降，致DO_2减少。

3.机械通气对脑血流的影响

使用PEEP时可使脑脊液压力增加，脑血流减少。此外$PaCO_2$的变化也影响脑血流，$PaCO_2$增高，脑血流增加，如$PaCO_2$<2.7kPa（20mmHg），则脑血流可降至正常的40%，此时脑脊液压力也下降。

4.机械通气对肾功能的影响

急性呼衰患者PaO_2<5.3kPa（40mmHg）时，肾功能即减退。$PaCO_2$>8.7kPa（65mmHg）时可刺激肾上腺而产生肾上腺素，致肾血管收缩，肾血流量下降，肾小球滤过率下降。在机械通气后因缺氧改善，CO_2滞留减轻，肾功能可改善，但如$PaO_2 \geqslant$16.7kPa（125mmHg）肾功能又可减退，因此高浓度氧除可造成氧中毒外，尚可影响肾功能。

（二）机械通气的适应证和禁忌证

呼吸机的临床治疗作用主要是三方面：①改善通气；②改善氧合；③减少呼吸功耗，这三点是决定使用呼吸机的重要依据。

第一，呼吸机的适应证。经病因治疗及对症治疗、普通氧疗等措施，症状无改善且达到上机呼吸生理指标的各种原因导致的急、慢性呼吸衰竭患者。

第二，呼吸机的禁忌证。①大咯血，窒息患者；②肺大泡及限制性通气障碍（气胸、大量胸腔积液）；③支气管胸膜瘘，气管食管瘘。

第二章 内分泌临床诊疗

内分泌临床诊疗是一门医学专业，涉及人体内分泌系统的疾病的诊断和治疗。鉴于此，本章对糖尿病临床诊疗、垂体疾病临床诊疗、肾上腺疾病临床诊疗展开论述。

第一节 糖尿病临床诊疗

"糖尿病（diabetes mellitus，DM）是与遗传、自身免疫及环境因素相关，以慢性高血糖为特征的代谢紊乱性临床症候群。"[①]高血糖是由于胰岛素分泌或作用的缺陷，或者两者同时存在而引起。除碳水化合物外，尚有脂肪和蛋白质代谢异常。久病可引起多系统损害，导致眼、肾、神经、心脏、血管的慢性进行性病变，引起功能缺陷及衰竭。病情严重或应激时可发生急性代谢紊乱，如酮症酸中毒、高渗性昏迷等。

一、糖尿病诊断步骤

（一）采集病史

第一，现病史：仔细询问患者有无多饮、多尿、多食和体重下降的表现，病程有多长。有无手足麻木及疼痛，是否有视物模糊、肢体水肿等。以往有无就诊过，询问相关的诊疗经过，具体用药及效果如何等。部分患者在疾病早期或轻症时可无症状，常在体检时发现。另有部分患者以糖尿病的合并症如心血管疾病、视力障碍、反复皮肤和泌尿系感染、肾病等就诊，如有此类情况，应注意糖尿病的可能性。

---

①潘勇浩，杨克戎，刘舒婷.现代内科疾病临床实践[M].北京：科学技术文献出版社，2017：253.

第二，过去史：有无高血压、痛风、肥胖、慢性胰腺炎等病史。如有相关病史，应进一步询问目前所用药物及治疗情况。

第三，个人史：询问有无烟酒嗜好，如有相关嗜好，应询问每日的吸烟、饮酒量及年限，有无使用激素等影响血糖和胰岛功能的药物。

第四，家族史：询问有无类似的病史提供。

（二）检查体格

第一，疾病早期常无阳性体征。

第二，如出现合并症，则可出现相应的体征。如合并肾病，可表现有不同程度的贫血、下肢及全身水肿。例如，合并自主神经病变，则有排汗异常（如无汗、少汗或多汗）、心动过速、直立性低血压等。

第三，患者如患有白内障或眼底出血，则视力下降。

（三）其他检查

第一，血糖测定：血糖是诊断糖尿病的依据，本病患者均有血糖升高。

第二，尿糖测定：一般情况下，尿糖的结果以符号"+"来表示，不同数量的"+"表示尿糖的浓度范围。假设我们以"+"表示尿糖浓度递增，那么尿糖一般可以被表示为"+"到"+++++"，也就是从轻微的尿糖到高度增加的尿糖水平。尿糖的值越高，代表尿液中的糖含量越高。需要注意的是，具体尿糖值的解读应该结合临床情况和医生的建议进行。

第三，糖耐量试验（OGTT）：糖耐量试验是一种用于诊断糖尿病和评估糖耐量的常见方法。在OGTT中，患者需要在禁食10小时后，饮用一定剂量的葡萄糖溶液，然后在特定时间点测量血糖水平。

第四，胰岛素、C肽测定：胰岛素和C肽测定是评估胰岛功能的重要指标。通过测定胰岛素和C肽在不同时间点的水平，可以了解患者的胰岛素分泌情况，包括空腹半小时和2小时时刻的胰岛素和C肽水平。一般而言，1型糖尿病患者的胰岛素和C肽水平都低于正常值。这是因为1型糖尿病是由胰岛素产生不足或完全缺乏引起的自身免疫疾病，胰岛素和C肽的分泌能力受到严重损害。2型糖尿病患者的胰岛素和C肽分泌情况则有所不同。早时相胰岛素分泌在2型糖尿病患者中常常存在缺陷，即胰岛素在饭后的分泌不足。而第二时相胰岛素分泌则常常表现为延迟，胰岛素的释放过程比正常人慢。通过测定胰岛素和C肽的水平，医生可以更好地评估患者的胰岛功能，并根据结果制定个体化的治疗方案。需要注意的是，具体的胰岛素和C肽水平的解读应该结合临床情况、其他检查结果和医生的建议进行。

第五，糖化血红蛋白（HbAlc）：测定正常值为4%～6%。糖化血红蛋白与血糖浓度呈正相关，病情控制不佳时较正常人为高，可反映取血前6～8周的平均血糖水平，为糖尿病控制情况的检测指标之一。

第六，尿酮体测定：如为阳性，则为糖尿病酮症。

第七，尿微量清蛋白测定：可早期发现糖尿病肾病，正常为＜30mg/24h。

第八，谷氨酸脱羧酶抗体（GAD）和胰岛细胞抗体（ICA）测定：是用来检测自身免疫性糖尿病（特别是1型糖尿病）的常见方法。当这些抗体的结果为阳性时，提示患者可能患有1型糖尿病。

第九，血脂测定：糖尿病患者多伴有血脂异常，高甘油三酯血症（＞2.3μmol/L），低高密度脂蛋白（HDL-C）＜1.1μmol/L。

第十，特殊检查：眼底检查可发现眼底视网膜病变及白内障。

（四）诊断鉴别

第一，尿崩症常持续多尿，多饮，24h可多达5～10L，低比重尿在1.005以下，尿渗透压50～200μmol/L。禁水加压素试验可进一步明确。

第二，肾性糖尿肾糖阈降低（如妊娠），尿糖可呈阳性，查血糖正常可资鉴别。

第三，继发性糖尿病有原发病如肢端肥大症，库欣综合征，嗜铬细胞瘤，因对抗胰岛素而引起血糖升高。一般均有原发疾病的临床表现，可结合相关的实验室检查予以鉴别。

二、糖尿病治疗方案

（一）一般治疗方案

做好糖尿病宣教工作，让患者对糖尿病有正确的认识，树立治疗信心。强调饮食治疗是基础，应终身坚持。通过身高计算出理想体重（kg），结合生理状况、劳动强度等算出每天所需总热量：轻体力劳动为126～146kJ/kg，中体力劳动为146～167kJ/kg，重体力劳动为167kJ/kg以上，其中碳水化合物占热量的55%～60%，蛋白质占15%，脂肪占20%，注意胆固醇应<300g/天，食盐<6.0g/天。注重运动治疗，贵在坚持；应注意适应证，有心、脑、肾及视网膜病变等应禁忌以免诱发症状加重；运动可改善2型糖尿病的胰岛素抵抗现象，内容为每天坚持20～30min运动，每周5次。运动量一般采用中等强度的有氧代谢运动，即为最大氧耗量的60%，估算可用简单衡量法：脉率=170-年龄，如57岁糖尿病患者其运动中脉率为170-57=113次/分。

（二）药物治疗方案

1.口服降糖药物

（1）磺脲类主要刺激胰岛素分泌，适用于轻、中度的2型糖尿病，磺脲类药物是一类口服降血糖药物，主要通过刺激胰岛 β 细胞分泌更多的胰岛素来降低血糖水平。它们常用于轻度或中度的2型糖尿病患者的治疗。

（2）双胍类主要用于肥胖或伴高胰岛素血症的2型糖尿患者，或磺脲类治疗效果不佳的，亦可用于1型糖尿患者。如美迪康（二甲双胍）250～1500mg/天，分2～3次，口服。

（3）α-糖苷酶抑制剂是一类用于治疗2型糖尿病的药物，它们可以帮助降低餐后血糖水平。例如，阿卡波糖（拜糖苹）是一种常见的α-糖苷酶抑制剂。它的作用机制是通过抑制肠道中的α-糖苷酶活性，从而延缓碳水化合物的消化和吸收。这样可以减缓食物中的葡萄糖进入血液，降低餐后血糖峰值。

（4）胰岛素增敏剂主要用于2型糖尿病，尤其存在明显胰岛素抵抗者可和其他口服降糖药及胰岛素合用。

（5）餐时血糖调节剂诺和龙（瑞格列奈）0.5～6mg/天，分次餐时服用，系非磺脲类促胰岛素分泌的药物。

2.胰岛素治疗

胰岛素治疗应高度个体化，根据患者的个体情况和血糖控制的最终目标来确定方案。1型糖尿病开始时，胰岛素剂量为0.5～1U/kg，每2～4天逐渐调整至2~4U/kg，直到满意控制血糖为止（空腹血糖4.4~6.1mmol/L，餐后血糖4.4~8.0mmol/L，糖化血红蛋白小于6.5%）。2型糖尿病口服药治疗，如血糖仍不能较好地控制，则需胰岛素治疗；糖尿病酮症、非酮症高渗性昏迷、严重慢性并发症、应激、妊娠等均需胰岛素治疗。胰岛素治疗一般分为补充治疗和替代治疗。

（1）补充治疗继续口服降糖药治疗，且原剂量不变，加用0.1~0.2U/kg的基础胰岛素，每3~4天增加剂量2~4U，直至血糖良好控制。

（2）替代治疗停止口服药治疗，于早餐前或晚餐前注射0.2U/kg的胰岛素，每3~4天增加2~4U，全天总量2/3在早餐前，1/3晚餐前注射（亦可每日2次或3~4次注射，必要时予胰岛素泵治疗，根据患者血糖及对胰岛素的敏感性设置胰岛素的基础量和餐前量）。

三、糖尿病病情观察

第一，观察内容。观察治疗后患者的症状是否缓解，多食、多饮、多尿等症状是否缓解。随访，监测血糖水平，以评估治疗效果。如果有糖尿病慢性并发症，如微血管病变、肾病，则应观察治疗后患者的临床表现是否减轻、稳定。

第二，动态诊疗。对初次就诊的患者，应进一步检查胰岛素，C肽，GADA，ICA，以进一步明确胰岛功能，并有助于糖尿病分型（1型或2型），决定治疗方案；其间应注意排除继发性糖尿病。口服降糖药物治疗，一般1~2周随访空腹、餐后血糖，必要时行动态血糖监测，以评估治疗疗效、症状是否缓解，是否需要调整药物剂量；如口服药物治疗血糖仍不能满意控制，或出现严重并发症，应使用注射胰岛素治疗。治疗时同样应注意观察血糖控制与否，评估治疗疗效，以寻找合适的剂量；有糖尿病并发症，如有眼底病变、糖尿病肾病的，应给予相应的治疗。

四、糖尿病临床经验

（一）诊断方面经验

第一，血糖浓度异常升高：是糖尿病的主要诊断标准。不管单纯空腹血糖还是单纯餐后血糖，只要是两次都超过正常标准，都应作为糖尿病对象加以重视。

第二，肢端肥大症、库欣综合征、嗜铬细胞瘤：可引起继发性糖尿病，长期服用糖皮质激素亦可引起类固醇性糖尿病。详细地询问病史，全面、仔细地进行体格检查，配合必要的实验室检查，一般可以鉴别。

第三，糖尿病慢性并发症的基本病变：是动脉硬化、微血管病变和神经病变，主要包括心、脑、肾、眼、皮肤以及下肢血管病变和神经病变。因此，要判断糖尿病患者是否有大血管、微血管、神经方面等并发症，必须行相关检查，如超声心动图、心电图、血管多普勒超声、脑部CT、肌电图等。

（二）治疗方面经验

第一，糖尿病的治疗方法很多，首先是糖尿病教育，包括饮食、运动、血糖监测、药物等方面的教育，使患者能了解糖尿病的有关知识，使其自觉与医师配合，达到最佳疗效；其次是根据患者的具体病情、经济状况选择不同的药物治疗。同一种类药物尽量避免叠加使用，不同种类药物的联合应用，也应注意有无协同或拮抗作用。

第二，轻症糖尿病患者应坚持饮食、运动治疗，将血糖降至正常可以阻止糖尿病慢性并发症的发生和发展；而中、重度患者在饮食治疗和适当运动的基础上配合药物治疗，也可以减少并发症的发生、提高生活质量，降低病残率和死亡率。总而言之，本病尚无根治办法。目前基因诊断治疗以及人工胰、胰岛移植等新的治疗途径是糖尿病研究的重要方向。

（三）医患沟通经验

糖尿病是一种经饮食、运动、药物治疗可控制的终身疾病，因此，诊断本病后，应如实告知患者及亲属有关糖尿病的防治知识、饮食治疗的重要性、血糖监测及药物治疗的特点、低血糖的防范措施，使患者及家属对糖尿病有充分的认识和重视，能主动配合治疗，同时，医师应做好心理疏导工作，使患者不要过于紧张，树立治疗信心。

（四）病历记录经验

第一，门急诊病历：记录患者就诊的主要症状及时间；记录患者多饮、多尿、多食、体重减轻等三多一少的症状，以及相应的病程、起病年龄等；记录有无糖尿病的家族史，如有，应记录其相应的亲属关系；记录以往有无诊疗经过，如有，应记录相应的诊疗经过、服药情况、效果如何等；记录有无相关的并发症，如心、肾、眼、皮肤改变、神经感觉变化等；体检中应记录其相应的体征；辅助检查中记录血糖测定以及相关的实验室检查的结果。

第二，住院病历：详细记录患者入院前门急诊和外院的诊治过程，用药及治疗效果。记录治疗过程中患者病情的变化、血糖的变化、有无并发症。

第二节　垂体疾病临床诊疗

一、巨人症与肢端肥大症的临床诊疗

"肢端肥大症是以生长激素（GH）分泌异常增多为特征的内分泌疾病，而过度分泌的GH和胰岛素样生长因子1（IGF-1）可对全身多个器官和系统产生广泛影响。"[1]它们表现为身材高大、软组织、骨骼和内脏肥大以及内分泌紊乱的综合征。巨人症通常在青春期前发病，当骨髓尚未融合时，表现为身材高大，被称为巨人症。而肢端肥大症通常在青春期后发病，当骨髓已经融合时，表现为四肢的肥大，被称为肢端肥大症。少数患者在青春期开始后仍然持续发展并形成"肢端肥大性巨人症"。

巨人症和肢端肥大症的主要病因是垂体前叶GH细胞的增生或腺瘤。在巨人症患者中，垂体大多是GH细胞的增生，而少数是腺瘤。而在肢端肥大症患者中，大多数是GH细胞的腺瘤，少数是增生。腺瘤的直径通常在2cm左右，大的可达4～5cm，这些疾病的起病缓慢，患者在就诊时通常已经有5～10年的病程，少数患者甚至就诊延迟达到10～20年。对于巨人症和肢端肥大症的诊疗，需要进行详细的病史询问和体格检查，并配合必要的实验室检查。常用的诊断方法包括GH和IGF-1的测定、头颅磁共振成像（MRI）、静脉采血对GH的抑制试验等。

治疗方面，常规的治疗方法包括手术切除腺瘤、药物治疗（如生长激素受体拮抗剂、多巴胺受体激动剂等）以及放射治疗。治疗方案应该根据患者的具体情况进行个体化制定，并由专业医生进行监护和管理。因此，对于巨人症和肢端肥

---

①谭惠文，覃萌，朵忄蓉等.肢端肥大症诊断和药物治疗进展：2021年《垂体协会肢端肥大症诊治指南更新》解读[J].中国全科医学，2021，24（27）：7.

大症的诊疗过程中，详细的病史询问、全面的体格检查以及必要的实验室检查是非常重要的。这些步骤有助于医生作出正确的诊断并制订有效的治疗计划。

（一）巨人症与肢端肥大症的诊断

1.巨人症与肢端肥大症的临床表现

（1）特殊体态：面部增长变阔，眉弓及双颧隆突，巨鼻大耳，唇舌肥厚，下颌突出，牙齿稀疏，鼻翼与喉头增大，语言钝浊；指趾粗短，掌跖肥厚，全身皮肤粗厚、多汗、多脂；胸椎后凸，腰椎前凸，胸廓增大；晚期骨质疏松、脊柱活动受限，肋骨串珠。垂体性巨人症呈儿童期过度生长，身材高大，四肢生长迅速。

（2）内脏增大和组织增生：患者内脏普遍增大，心脏肥大伴有血压增高；肝、脾、胰、胃、肠、肺等增大；甲状腺呈结节性或弥散性增大；有时甲状旁腺亦增大；腕部软组织增生可压迫正中神经，引起腕管综合征；腰椎肥大可压迫神经根而有剧烈疼痛；足跟软组织厚度增加。

（3）肿瘤压迫症状：可有头痛、视物模糊、视野缺损、眼外肌麻痹、复视。

（4）内分泌代谢变化：早期内分泌腺体（甲状腺、肾上腺、甲状旁腺、性腺）可见增生或腺瘤，功能正常或亢进；晚期则出现继发性功能减退症。可伴有高胰岛素血症、糖耐量减低或糖尿病、血脂异常。

（5）其他：结肠腺瘤发生率高，结肠、直肠癌发生率增高。

2.巨人症与肢端肥大症的辅助检查

（1）GH测定：正常情况下，基础血浆GH浓度通常在$0 \sim 5 \mu g/L$范围内。然而，由于GH在生理状态下呈脉冲性分泌，其浓度会出现明显的波动。因此，单次测定的血浆GH浓度可能没有太大的意义。为了更准确地评估GH的分泌状态，可以选择在静脉穿刺后维持$4 \sim 6h$，并每$30 \sim 60min$取血测定一次GH的浓度，然后计算平均值。如果平均GH浓度大于等于$5 \mu g/L$，则可能存在GH细胞分泌功能的亢进，而如果平均GH浓度大于$20 \mu g/L$，则较为确定。

（2）IGF-1是一种由肝脏和其他组织分泌的激素，其浓度与GH的分泌紧密相关。在肢端肥大症患者中，IGF-1浓度通常升高10倍以上，并且与正常人的范围不重叠。因此，IGF-1的测定可以作为肢端肥大症的一个重要指标。IGF-1测定可以反映出GH的分泌情况的总体水平，因此它常被用作肢端肥大症的筛选和评估疾病活动性的指标。当IGF-1浓度明显升高时，可以提示患者存在GH分泌的亢进状态。此外，IGF-1测定也可以用于评估肢端肥大症的治疗效果。如果治疗有效，IGF-1浓度可能会下降至正常范围内。

（3）钙、磷测定：钙和磷的测定在肢端肥大症的评估中具有重要的作用。通过这些指标的监测，医生可以了解疾病的活动程度和可能的合并症。然而，需要综合考虑患者的临床表现和其他实验室检查结果，同时排除其他潜在的因素对结果的影响，以做出正确的诊断和治疗决策。

（4）X线检查：医生可以辅助诊断肢端肥大症，并评估病情的程度和影响范围。X线检查通常需要与其他临床和实验室检查相结合，才能得出准确的诊断结果和制订相应的治疗计划。医生会综合考虑所有的相关信息来做出最终的诊断和治疗决策。

（5）CT或MRI：能更准确判断蝶鞍区肿瘤大小及周围结构受压情况。

3.巨人症与肢端肥大症的鉴别诊断

（1）体质性身材高大（体质性巨大）：属正常变异，可有家族遗传史，身材高大，身材各部分发育匀称、骨龄正常、无内分泌代谢障碍。

（2）Marfan综合征：为先天性结缔组织疾病，是通过常染色体显性遗传的。病变主要表现在骨骼、眼和心血管系统。患者身材高，四肢细长，指距大于身高，缺少皮下脂肪，常有高度近视、晶状体脱位及先天性心血管疾病等。

（3）皮肤骨膜肥厚症：本病外表与肢端肥大症相似，为手脚增大、皮肤粗糙、毛孔增大、多汗，还可伴非特异性关节炎。但本症患者GH及IGF-1，垂体CT等检查均正常。

（二）巨人症与肢端肥大症的治疗

第一，手术治疗。手术治疗应作为首选。目前广泛采用经蝶显微外科手术治疗垂体GH瘤。对于某些垂体大腺瘤，尤其伴有鞍外扩张，可行经额开颅手术。手术并发症有尿崩症、脑脊液鼻漏、脑膜炎、腺垂体功能减退症。

第二，放射治疗。放射治疗作为术后残余肿瘤的辅助治疗。包括常规高电压照射，α粒子照射，质子束照射。

第三，药物治疗。在不适宜或拒绝手术治疗，或肿瘤未压迫视神经和交叉，或手术放疗失败者可选择。例如，生长抑素类似物：主要用于手术治疗不能达标，控制GH分泌水平；多巴胺激动剂：大剂量对GH瘤有效，单独使用临床疗效不理想；GH受体拮抗剂：能有效降低IGF-1水平，但不能使垂体GH肿瘤缩小，GH分泌反而增加。

第四，并发垂体前叶功能低下者需应用相应的激素替代疗法。

二、生长激素缺乏性侏儒症的临床诊疗

生长激素缺乏性侏儒症又称垂体性侏儒症（pituitary dwarfism），是由于垂体前叶分泌生长激素（GH）部分或完全缺乏或GH功能障碍而导致的生长发育障碍性疾病。按病因可分为特发性和继发性两类；按病变部位可分为垂体性和下丘脑性两种。可为单一性GH缺乏，也可伴有腺垂体其他激素缺乏。本病多见于男性。

（一）生长激素缺乏性侏儒症诊断

1.生长激素缺乏性侏儒症临床特点

（1）身材矮小：身高较同地区，同年龄，同性别儿童明显矮小，低于正常儿童平均值的2SD（标准差）以上，但生长并不完全停止，生长速度年均增长低于4cm，至成人时身高常低于130cm。

（2）营养良好：体重大于或等于同身高儿童，皮下脂肪较丰满。成年后保持童年体型与外貌。

（3）生长速度缓慢：一般生长速度在3岁以下<7cm/年，3岁~青春期<4~5cm/年，青春期<5.5~6.0cm/年者，为生长缓慢。

（4）骨骼发育延迟：骨龄延迟≥2年。

（5）性腺发育落后：至青春期第二性征不发育，单纯性GH缺乏者表现为性腺发育延迟（常到20岁左右才有青春期性征出现）。

（6）智力与年龄相称：学习成绩与同龄无差别，可有自卑感。

（7）继发性GHD者：尚有原发病的症状和体征。

2.生长激素缺乏性侏儒症辅助检查

（1）GH激发试验：测定随机血标本GH浓度对诊断无价值。常将GH激发试验中GH峰值变化作为诊断GHD的一种主要手段，包括生理性激发（睡眠，运动）和药物（胰岛素低血糖，精氨酸，左旋多巴，可乐定）激发两种。生理性激发后GH无高峰出现，但因结果与正常儿童有重叠，诊断价值有限，常用于GHD的筛查。临床常用药物激发试验来诊断GHD，一般选择两项，其中胰岛素低血糖试验结果敏感性最高，但由于可出现严重低血糖反应，对儿童患者要特别小心。

第一，胰岛素低血糖试验：过夜空腹，静脉注射正规胰岛素0.05～0.1U/kg（超重或肥胖者用量偏大），注射前及注射后30min、60min、90min、120min分别取血测GH及血糖，要求血糖<2.8mmol/L或血糖较注射前下降≥50%。如血糖达2.8mmol/L以下，应终止试验，做相应处理，但需采集低血糖发生时以及30min后的血标本。如试验过程中无低血糖发生，应将胰岛素量增加，重复试验。此试验有一定危险，须在严密监护下进行，有癫痫、肾上腺皮质功能减退者慎用。建议注射前后60min取血测定皮质醇。

第二，左旋多巴试验：空腹，口服左旋多巴10mg/kg（总量最多0.5g），口服前及后60min、90min、120min分别取血测GH。

第三，精氨酸试验：空腹，静脉滴注精氨酸0.5g/kg（总量最多30.0g，按5%～10%浓度溶于生理盐水）30min内滴完，静脉滴注前及静脉滴注开始后30min、60min、90min、120min分别取血测GH。

第四，可乐定试验：空腹，口服可乐定0.1～0.15mg/m^3，最大量150mg，口服前及口服后60min、90min、120min分别取血测GH。

（2）生长激素释放激素（GHRH）兴奋试验：用于鉴别下丘脑性和垂体性GH缺乏症。需注意单次GHRH刺激可呈假阴性反应，但经预先补充GHRH一周或一个月后即可出现阳性反应。

（3）血清胰岛素样生长因子（IGF-1），IGF-1结合蛋白-3（IGFBP-3）测定：对诊断和鉴别诊断也有一定作用。如果GH不降低，甚或升高，但IGF-1浓度降低，注射GH后也不升高，提示肝细胞GH受体缺乏或受体缺陷，对GH不敏感，称为Laron侏儒症。

（4）影像学检查：骨龄和头颅X线、CT、MRI对诊断病因和骨骼发育障碍程度判断有一定帮助。

3.生长激素缺乏性侏儒症鉴别诊断

（1）儿童期全身性慢性疾病或感染性疾病等导致的体格发育障碍：如先天性肿瘤、慢性肝炎、肝硬化、慢性肾炎、糖尿病、营养不良和晚期血吸虫病、侏儒症等。

（2）青春期延迟：生长发育较迟，到十六七岁尚未开始发育，因而身材矮小，但智力正常，一旦开始发育，骨骼生长迅速，性成熟良好，最终身高可达正常人标准。

（3）呆小病：甲状腺功能减退发生于胎儿、新生儿，可引起明显的生长发育障碍，常伴有智力低下。

（4）先天性卵巢发育不全综合征（Turner综合征）：表型为女性，体格矮小，器官发育不全，常有原发性闭经，伴有颈蹼、肘外翻等先天性畸形，血清GH水平不低。

（5）失母爱综合征：长期缺少温馨的家庭及社会环境造成患儿精神、心理创伤，表现为精神抑郁、生长发育停滞、青春期延长、骨龄落后。改变不良环境后数月可使生长速度明显加快。

（6）先天性软骨发育不全：骨骼纵向发育极其缓慢，身高远低于常人，患者头大、前额突出、四肢粗短、智力、性腺发育正常。

（二）生长激素缺乏性侏儒症治疗

第一，生长激素替代治疗。重组人生长激素（rhGH）供应量充足，对骨髓未融合的GHD患者效果显著。推荐治疗剂量一般为每周0.5~0.7U/kg体重，分6~7次于睡前30~60min皮下注射。通常第一年疗效最显著，平均身高每年增长12~15cm，以后效果有所减退。治疗中有时出现血清T4、TSH水平降低（甲状腺功能减退），需注意纠正。不良反应以注射局部皮肤红肿、瘙痒为主，但不严重，大多不必停药。

第二，GHRH治疗。GHRH是一种体内产生的荷尔蒙，通过刺激垂体腺体释放生长激素。GHRH治疗是一种用于促进体内生长激素分泌的治疗方法，通常被用于治疗某些生长激素缺乏症或者儿童和成人的生长激素不足。

第三，IGF-1主要用于Laron侏儒症的治疗。早期诊断、早期治疗者效果较好，每日皮下注射2次，每次40～80ug。不良反应有低血糖等，其长期治疗的安全性还不清楚。

第四，绒毛膜促性腺激素（HCG）治疗。适用于年龄已达青春发育期，经上述治疗不再长高者，每次500～1000u，肌内注射，每周2～3次，每2～3个月一个疗程，间歇2～3个月，可反复用1～2年。过早使用可引起骨髓融合，影响生长。男孩用药后可引起乳腺发育。

第五，同化激素治疗。睾酮于使用初期身高增加，但因同时促进骨髓提前融合，导致最终身材明显矮小，疗效很不理想。临床常使用的是人工合成的同化激素——苯丙酸诺龙，一般在12岁后小剂量间歇使用。用法：苯丙酸诺龙10～12.5mg，肌内注射，每周1次，疗程以1年为宜。本药可促进骨髓融合，影响生长，因而需注意避免用量过大。

第六，其他激素治疗。当合并其他激素缺乏时，应考虑同时补充，如补充甲状腺激素或糖皮质激素。在rhGH治疗后，可使潜在的甲状腺功能低下现象表现出来，如GH治疗效果不佳，T4低于正常，可补充少量甲状腺激素，对骨骼发育有促进作用。

第七，病因治疗。如为颅内肿瘤所致，可根据情况做手术或放射治疗。

三、垂体前叶功能减退症的临床诊疗

"垂体前叶功能减退症也称为席汉综合征"[1]，是指垂体和下丘脑的各种病变损害全部或大部分垂体所引起的功能减退症。其病因主要是产后大出血致垂体缺血、坏死、萎缩，垂体肿瘤，手术、放疗损伤，感染或全身性疾病等。临床特点是多种垂体前叶激素分泌不足，继发性腺、甲状腺、肾上腺皮质等功能低下。

（一）垂体前叶功能减退症诊断

1.垂体前叶功能减退症临床表现

临床症状的出现与病因、垂体破坏的部位和程度有关。通常垂体前叶组织破坏50%以上方出现症状，破坏75%以上症状明显，破坏95%以上者症状较严重。

----

①谭琼.垂体前叶功能减退症[J].健康必读（下旬刊），2011（08）：441.

各种腺功能减退发生的顺序依次是性腺、甲状腺、肾上腺皮质。

（1）性腺功能减退症状。性腺功能减退症状表现为产后无乳，乳房萎缩，月经少或闭经，性欲减退，眉毛稀疏，阴毛、腋毛脱落。

（2）甲状腺功能减退症状。甲状腺功能减退症状表现为畏寒、厌食、嗜睡、便秘、皮肤粗糙少汗、面容苍白水肿、毛发干燥、脱落、表情淡漠、智力减退、行动迟缓、反应迟钝，有时精神失常、低体温、缓脉。

（3）肾上腺皮质功能减退症状。肾上腺皮质功能减退症状表现为常有头晕、乏力、食欲减退、恶心、呕吐、腹泻、腹痛、血压降低、易发生低血糖、晕厥和感染、皮肤色素减退、面色苍白。

（4）垂体前叶肿瘤引起压迫症状。垂体前叶肿瘤引起压迫症状表现为头痛、呕吐、食欲减退、视野缩小等。

（5）垂体危象表现。垂体危象表现为垂体前叶功能减退症患者如得不到早期诊断和治疗或停止替代治疗，在感染等应激情况下可发生危象，出现昏迷。常见有六种类型：①低血糖型：最常见；②循环衰竭型；③低体温型：与甲状腺功能减退有关，冬天易诱发；④水中毒型；⑤高热型：常伴感染，体温在39℃～40℃；⑥混合型：兼有两种以上类型表现。各种类型可伴有相应的症状，突出表现为消化系统、循环系统和神经精神方面的症状，诸如高热、循环衰竭、休克、恶心、呕吐、头痛、神志不清、抽搐、昏迷等严重垂危状态。

2.垂体前叶功能减退症辅助检查

（1）内分泌功能检查。

第一，下丘脑垂体前叶激素减少或缺乏：血浆泌乳素（PRL）、促性腺激素（FSH，LH）、促甲状腺素（TSH）、促肾上腺皮质激素（ACTH）等水平减低。

第二，下丘脑垂体所控制的靶腺激素减少：性腺、雌激素（E2）、孕酮（P）及代谢产物降低；阴道涂片角化细胞减少，基础体温呈不排卵曲线。

（2）其他检查。血常规呈轻中度贫血。空腹血糖水平降低，OGTT呈低平曲线，可有反应性低血糖。心电图有低电压，T波低平，双向或倒置，心肌受损表现。

3.垂体前叶功能减退症诊断

（1）病史：有产后大出血、垂体瘤、垂体切除、放射治疗、外伤等。

（2）垂体前叶激素减少的表现：分娩后无乳汁分泌及闭经、低血糖、性功能减退、低代谢综合征。

（3）内分泌功能检查：血浆PRL、GH、FSH、LH、TSH、ACTH水平减低，并对各种刺激试验无反应。

（二）垂体前叶功能减退症治疗

第一，一般治疗。给予高热量，高蛋白，高维生素饮食。注意休息和保暖，避免劳累，精神刺激与感染，勿用镇静剂、麻醉剂。

第二，激素替代治疗。主张补充生理需要量的激素，原则是缺哪些补哪些，长期生理剂量维持。

第三，垂体危象的治疗。依昏迷原因与类型，分别采取相应抢救措施。

第三节　肾上腺疾病临床诊疗

一、皮质醇增多症的临床诊疗

皮质醇增多症又称库欣综合征，是肾上腺皮质长期分泌过量皮质醇引起的复杂症候群。病因有多种，可为ACTH分泌过多（垂体瘤或下丘脑垂体功能紊乱，异位ACTH分泌综合征）或肾上腺病变（腺瘤、腺癌、结节样增生）。

（一）皮质醇增多症诊断

1.皮质醇增多症临床表现

（1）典型外貌：向心性肥胖，满月脸、多血质面容，颈后脂肪堆积形成"水牛背"痤疮，声音低沉，体毛增多，女性可见胡须、皮肤薄，易发生紫纹与瘀点。

（2）心脑血管并发症：高血压，心功能不全或脑血管意外。

（3）负氮平衡及代谢异常：骨痛，骨质疏松，病理性骨折，肌肉消瘦，疲乏无力。

（4）糖代谢异常：可出现糖尿病症状。

（5）精神症状：半数患者可出现程度不等的精神症状，如情绪不稳定，烦躁，失眠，严重者精神变态，个别可发生偏狂。

（6）其他：易并发感染。异位ACTH分泌瘤，可见皮肤色素沉着。

2.皮质醇增多症实验室检查

（1）尿游离皮质醇增多。

（2）血浆皮质醇水平增高，正常昼夜节律消失或颠倒。

（3）尿17–羟类固醇、尿17–酮类固醇增多。

（4）地塞米松抑制试验：小剂量地塞米松抑制试验用于定性诊断；大剂量用于定位诊断。

（5）CRH及ACTH兴奋试验：血ACTH测定因病因不同而异。必要时行小剂量地塞米松抑制与CRH兴奋联合试验。

（6）嗜酸性粒细胞（EOS）减少。

（7）双侧岩下窦静脉插管取血测ACTH；用于鉴别ACTH依赖性皮质醇增多症的病因。

（8）其他：血糖增高或糖耐量试验异常。电解质紊乱，可出现血钠、血氯增高，血钾偏低。

（二）皮质醇增多症治疗

第一，库欣病经蝶窦肿瘤摘除术。为首选方案，放疗、化疗为辅助手段。药物治疗也为辅助手段，分为抑制肾上腺皮质激素合成药物和针对下丘脑垂体的药物两类。

第二，异位ACTH综合征。主要针对原发肿瘤本身，争取手术切除肿瘤，或酌情采用放疗和化疗。

第三，肾上腺腺瘤手术。切除肿瘤疗效满意，但应酌情应用糖皮质激素防止术后功能减退。

第四，肾上腺癌肿。应尽早切除肿瘤，术后可酌情联合应用放疗及药物治疗。

第五，肾上腺大结节增生。双侧肾上腺切除，术后长期糖皮质激素替代治疗。

第六，色素性结节性肾上腺病。先切除单侧肾上腺，以后视情况决定是否切除另一侧。

第七，一般治疗及对症治疗。例如，给予高蛋白、高维生素、低盐饮食，纠正代谢及电解质紊乱，治疗并发的糖尿病、骨质疏松症、防止继发感染。

二、原发性醛固酮增多症的临床诊疗

醛固酮增多症分为原发性和继发性两大类。原发性醛固酮增多症是醛固酮分泌增多，使肾素－血管紧张素受抑制且不受钠负荷调节的疾病，是一种高血压、正常或低血钾、低血浆肾素活性（PRA）及高血浆醛固酮为主要特征的继发性高血压。

（一）原发性醛固酮增多症的诊断

1.原发性醛固酮增多症临床表现

（1）高血压症群：为最早出现的症状，呈缓慢进展过程，血压大多在170/100mmHg。个别原醛症患者血压正常，但较过去升高。高血压出现于低血钾之前。

（2）神经肌肉功能障碍。

第一，肌无力及周期性麻痹：与血钾降低程度有关，血钾越低，肌肉受累越重。劳累，服用噻嗪类利尿剂或吐泻等常为诱因。

第二，肢端麻木、手足搐搦：与低钾低氯碱中毒伴有低钙、低镁血症等有关。

（3）肾脏表现：失钾性肾病，肾小管上皮细胞呈空泡变性，浓缩功能减退而多尿（多夜尿）、口渴、多饮、尿路感染。

（4）心脏表现：可出现心脏中度扩大、左心室肥厚、心律失常，严重者可发生心室颤动。

（5）其他：生长发育障碍（儿童）、糖耐量减退。

2.原发性醛固酮增多症类型分析

（1）醛固酮瘤（APA）：单一腺瘤多，对ACTH多有反应。

（2）双侧特醛症（IHA或BHA）：双侧增生，占60%～70%。

（3）原发性肾上腺增生（PAH）：单侧结节性样增生。

（4）肾素反应性醛固酮瘤（AP-RH）：体位影响类似IHA。

（5）糖皮质激素可调性醛固酮增多症（GRA）：占1%，双侧增生，为ACTH依赖性，有家族倾向、常显性，18-羟皮质醇和18-氧皮质醇升高明显。

（6）醛固酮癌。

（7）异位醛固酮分泌性肿瘤（EAPA）：罕见，肾内的肾上腺残余或性腺肿瘤。

（8）家族性醛固酮增多症（FH）：分为1和2型。FH1型也称GRA，FH2型为家族性APA、IHA或两者兼有。

3.原发性醛固酮增多症辅助检查

（1）低血钾、高血钠、碱血症，尿pH多呈中性或碱性。

（2）血浆及尿醛固酮明显增高，血浆肾素-血管紧张素活性降低，而且在利尿剂和直立体位兴奋后也不能显著升高。

（3）钠负荷试验。

第一，低钠试验：原醛症患者尿钾减少，低血钾、高血压减轻，但肾素活性仍然受抑制。

第二，高钠试验：有口服钠负荷试验24h尿醛固酮≥33.3nmol原醛症高度可能；静脉盐水滴注试验血浆醛固酮＞10ng/dL原醛症高度可能。严重高血压未得到控制、肾功能不全、心功能不全、心律失常或严重低血钾患者不能采用的试验。

（4）卡托普利抑制试验：正常人试验后血浆醛固酮抑制≥30%，原醛患者保持高醛固酮和低肾素水平。但在肾上腺醛固酮瘤（APA）和特发性醛固酮增多症（IHA）患者中可能存在区别，IHA中有时可出现醛固酮水平的下降。

（5）螺内酯试验：只能鉴别有无醛固酮分泌增多，不能区别原发性和继发性醛固酮增多症。

（6）糖耐量试验：50%呈糖尿病样曲线。

（7）尿浓缩稀释功能差。

（8）心电图：有低血钾表现。

（二）原发性醛固酮增多症的治疗

第一，原发性醛固酮增多症病因治疗。对肾上腺腺瘤和腺癌应手术切除，腺瘤可获痊愈。

第二，药物治疗。例如，①醛固酮拮抗剂：安体舒通200～300mg/d，分2～4次服用。根据血压、血钾等调整剂量；②保钾利尿剂：抑制Na^+-K^+交换而排钠保钾。氨苯蝶啶：100～300mg/d，分3～4次服。氨氯吡咪：10～40mg/d，分2～4次服。

第三，类固醇激素合成抑制剂。氨基导眠能：0.75～1.0g/d，分次口服。酮康唑：400～1200mg/d，分次服用。不良反应主要为胃肠道反应、发热、皮疹、嗜睡等。

第四，钙通道阻滞剂、ACEI、ARB。有利血钾、血压恢复正常。

第五，GRA。推荐使用小剂量糖皮质激素来纠正高血压和低血钾，通常成人用地塞米松每日0.5～1mg，用药后3～4周症状缓解。

三、嗜铬细胞瘤的临床诊疗

嗜铬细胞瘤是起源于肾上腺髓质、交感神经节、旁交感神经节或其他部位的嗜铬组织的肿瘤。由于瘤组织可持续性或阵发性释放去甲肾上腺素或肾上腺素以及微量多巴胺，临床上常呈阵发性或持续性高血压、头痛、多汗、心悸及代谢紊乱综合征。在高血压患者中，本病占0.1%～1.0%，平均0.5%。

嗜铬细胞瘤位于肾上腺者占80%～90%；大多为一侧性，少数为双侧性或一侧肾上腺瘤与另一侧肾上腺外瘤并存；多发性较多见于儿童和家族性患者；10%为恶性肿瘤，本病以20～50岁最多见，男女发病无明显差异。

（一）嗜铬细胞瘤诊断

1.嗜铬细胞瘤临床表现

（1）心血管系统。

第一，高血压：为本症的主要特征性表现，可呈阵发性或持续性。典型的阵发性发作常表现为血压突然升高，可达200～300/130～180mmHg，伴剧烈头痛、大汗淋漓、心悸、心动过速、心律失常，心前区和上腹部紧迫感、疼痛感、焦虑和濒死感、皮肤苍白、恶心、呕吐、腹痛或胸痛、视力模糊或复视，严重者会出现心脑血管意外。

第二，低血压、休克：少数患者血压升高不明显，甚至可有低血压，严重者乃至出现休克，此外可有高血压与低血压交替出现现象。直立性低血压较为多见。

第三，心脏：大量儿茶酚胺可致儿茶酚胺性心脏病，可出现心律失常如期前收缩、心动过速、心室颤动。长期持续高血压可致左心室肥厚、心脏扩大和心力衰竭。

（2）代谢紊乱。高浓度的肾上腺素作用于中枢神经系统，使耗氧量增加，基础代谢率增高可致发热、消瘦。肝糖原分解加速，胰岛素分泌受限使糖耐量减退，血糖升高。大量儿茶酚胺又可促使钾离子进入细胞内及肾素、醛固酮分泌增加，尿钾排出增多，导致低钾血症。也可因肿瘤分泌甲状旁腺激素相关肽物质导致高钙血症。

（3）腹部肿块。嗜铬细胞瘤瘤体一般较大，可在腹部触及者有15%。触诊时应警惕可能诱发高血压发作。

（4）其他表现。过多的儿茶酚胺可使肠蠕动及张力减弱，故可出现便秘、肠扩张、胃肠壁内血管发生动脉内膜炎、致肠坏死或穿孔、胆囊收缩减弱，出现胆结石。病情严重可出现肾衰竭。膀胱内嗜铬细胞瘤患者排尿时可出现血压升高。本病亦可为多发性内分泌腺瘤病的组成部分，可伴发甲状腺髓样癌、甲状旁腺瘤或增生、肾上腺瘤或增生。

2.嗜铬细胞瘤实验室检查

（1）血儿茶酚胺、甲氧基肾上腺素、甲氧基去甲肾上腺素测定：宜在空腹卧床休息30min后采血测定。

（2）尿儿茶酚胺、甲氧基肾上腺素、甲氧基去甲肾上腺素、香草基杏仁酸（VMA）测定。

（3）激发试验：仅适用于阵发型高血压上述检查不能确诊时。具有一定危险性，尤其是持续性高血压或年龄较高者不宜进行。常用激发试验是：冷加压试验，磷酸组胺试验，胰升血糖素及酪胺激发试验。

（4）阻滞试验：适用于持续性高血压或阵发性高血压的发作期。常用的是立其丁（Regitine）试验、可乐定（clonidine）试验。

3.嗜铬细胞瘤影像学检查

（1）肾上腺CT扫描：首选，90%以上的肿瘤可准确定位。

（2）磁共振显像（MRI）：可显示肿瘤与周围组织的解剖关系及结构特征。

（3）B超检查：方便易行，但灵敏度不及CT、MRI，可作为筛查。

4.嗜铬细胞瘤诊断与鉴别诊断

重要的诊断依据必须建立在24h尿液儿茶酚胺或其代谢产物增加的基础上。对有阵发性或持续性高血压病及其他可疑患者及时，准确地收集24h尿液标本，定量测定常能对诊断提供有力的帮助。

嗜铬细胞瘤的鉴别诊断应该与其他继发性高血压和高血压病鉴别，包括急进型高血压、间脑肿瘤、卒中等引起的高血压。特殊病例尚需与甲亢、糖尿病、绝经后综合征等相鉴别。

（二）嗜铬细胞瘤治疗

第一，手术治疗。本病一经确诊应及早手术治疗。

第二，药物治疗或术前准备用药。例如，①α肾上腺素受体阻滞剂：酚苄明、酚妥拉明（立其丁）、哌唑嗪、多沙唑嗪、乌拉地尔等；β肾上腺素受体阻滞剂：因使用α肾上腺素受体阻滞剂后，β肾上腺素受体兴奋性增强而导致心动过速、心肌收缩力增强、心肌耗氧增加，可使用β受体阻滞剂改善症状，但不应在未使用α受体阻滞剂的情况下单独使用β受体阻滞剂，否则可能导致严重的肺水肿、心力衰竭或诱发高血压危象等。常用药物有普萘洛尔、艾司洛尔等。②钙通道阻滞剂：硝苯吡啶等。③血管紧张素转化酶抑制剂：卡托普利等。④血管扩张剂：硝普钠等。⑤儿茶酚胺合成抑制剂：α甲基对位酪氨酸为酪氨酸羟化酶的竞争性抑制剂，主要抑制儿茶酚胺的合成。⑥其他：生长抑素、生长抑素类似物及生长抑素受体拮抗剂。

第三章　心血管内科临床诊疗

心血管内科临床诊疗是专门针对心血管系统疾病的医学领域。心血管系统包括心脏和血管，内科医生通过评估患者的症状、进行体格检查、实验室检查和影像学检查来诊断和治疗各种与心血管系统相关的疾病。鉴于此，本章对冠心病临床诊疗、心律失常临床诊疗、心脏瓣膜疾病临床诊疗、外周血管疾病临床诊疗展开论述。

第一节　冠心病临床诊疗

一、选择性冠状动脉造影

"冠状动脉造影是确定有无冠状动脉疾病的主要检查方法之一，通过冠状动脉造影可以明确冠状动脉解剖和冠状动脉管腔的狭窄程度。"[1]目前临床上冠状动脉造影主要用于下述情况：判断冠状动脉病变是否存在并对其进行评价；各种血运重建术前评价不同治疗方法的可行性；评价治疗效果与冠状动脉粥样硬化的进展和转归。

（一）选择性冠状动脉造影的适应证

1.诊断

（1）有或疑有冠心病的无症状患者。

（2）有或疑有冠心病的有症状患者。

（3）原因不明不典型胸痛，不能解释的心脏功能不全及（或）心律失常者。

（4）怀疑有冠状动脉畸形者。

---

[1]杨庭树.北京医师协会组织编写.心血管内科[M].北京：中国医药科技出版社，2014：199.

2.治疗

（1）临床上已明确诊断冠心病，需行经皮冠状动脉介入治疗（PCI）或外科搭桥术（CABG）者。

（2）急性冠状动脉综合征（ACS）患者。

（3）陈旧性心肌梗死并发室壁瘤，需了解病变程度决定治疗方案者。

（4）PCI术后或CABG术后需了解血运重建情况。

（5）45岁以上患者需行瓣膜置换术或其他大手术，术前需要了解冠状动脉情况。

（6）先天性心脏病，疑有冠心病或冠状动脉畸形者。

（7）肥厚性梗阻型心脏病，合并冠心病或准备经皮室间隔心肌消融术和拟行外科手术治疗者。

（二）选择性冠状动脉造影的禁忌证

一般情况下，冠状动脉造影和左室造影无绝对禁忌证，相对禁忌证如下：

（1）尚未控制的心力衰竭和严重心律失常。

（2）电解质紊乱，如低钾血症。

（3）严重肝、肾功能不全者，及其他不能控制的全身疾病（如晚期肿瘤）。

（4）不能解释的发热，如未治疗的感染。

（5）严重造影剂过敏反应史。

（6）急性心肌炎。

（7）凝血功能障碍。

（8）无椎动脉搏动、Allen试验阴性、肾透析患者的椎动静脉短路、已知椎动脉近端存在阻塞性病变。

（三）选择性冠状动脉造影的手术治疗

1.手术前的准备

（1）物品准备。

第一，设备心导管室配有X线机、影像增强装置、电影摄像设备、导管检查床、多导生理记录仪、血压心电监测系统等设备。

第二，手术器械用于介入性操作的穿刺针、鞘管、导丝、电极导管、导引导管、临时起搏器及主动脉内球囊反搏装置（IABP）等。

第三，救护设备除颤器、氧气供给设施、简易人工呼吸器、气管切开器械等，有专人定期检测其功能状况，并保持其功能完好状态。

第四，药品准备用于抗过敏、抗心律失常、扩张冠状动脉、升压、抗栓等常备药及各种抢救药品。

（2）手术前的检查及与患者谈话。

第一，了解上、下肢动脉搏动情况。了解椎动脉以及股动脉手术、外伤史。在做椎动脉导管术前，需做Allen试验，即双手同时压迫尺动脉和桡动脉使手掌变白，松开对尺动脉的压迫，继续压迫椎动脉，观察手掌颜色变化，若手掌颜色10s内迅速变红或恢复正常，表明尺动脉和椎动脉间存在良好的侧支循环，即Allen试验阳性，可以经椎动脉进行介入治疗；若手掌颜色10s后仍为苍白，则Allen试验阴性，表明手掌侧支循环不良，不应选择椎动脉行介入治疗。

第二，了解过敏史（尤其造影剂过敏史）。了解患者的临床病史、体格检查、辅助检查结果及目前治疗情况。

第三，向患者及家属交代手术注意事项，帮助患者消除恐惧心理，并签知情同意书，向患者说明手术中需要与医师配合的注意事项。

2.手术造影方法

（1）经股动脉途径冠状动脉造影。

第一，选择穿刺点。最可靠的标志是股骨头中下1/3处，此处对应的是股总动脉，体表位置是腹股沟韧带下2~3cm处股动脉搏动最强点。

第二，穿刺部位局部麻醉。消毒铺洞巾后1%利多卡因5~10mL在穿刺点处局部麻醉。

第三，穿刺并置入动脉鞘管。采用单壁穿刺技术经皮穿透股总动脉前壁，见搏动性血流从穿刺针流出，送入导丝，移除穿刺针，切开穿刺点皮肤后，沿导丝将扩张套管和动脉鞘管送入股动脉。将导丝和扩张套管一并退出，外鞘管留于股动脉内。

第四，分别送入相应的导管行左、右冠状动脉和桥血管的多体位造影。

（2）经椎动脉途径冠状动脉造影。

第一，选择穿刺点。因心血管造影机按照医生站在患者右侧操作设计，故多选择患者右椎动脉，左侧也可进行操作。穿刺前仔细摸清椎动脉走行，选择桡动脉搏动最强，行走最直的部位为穿刺处，一般距腕横纹2~3cm处。

第二，1%~2%利多卡因1~2mL在选择穿刺处局部行表浅麻醉。麻醉药不宜过多，否则穿刺处肿胀，易导致穿刺不成功。

第三，穿刺时进针方向与桡动脉走行方向一致，见血喷出后左手固定穿刺针，右手轻柔送入导丝。另一种方法为穿刺针穿透后壁，再缓慢退针至尾部有动脉血喷出时停止退针，左手固定穿刺针，右手送入导丝并轻轻向前推送。

第四，导丝应保持在透视视野范围内，经桡动脉—肱动脉—腋动脉—锁骨下动脉—升主动脉路径前进，不可盲目送入导丝，可使用多功能造影导管同时行左、右冠状动脉造影而不必更换导管。

3.手术注意事项

（1）穿刺股动脉时尽量不要损伤后壁，否则容易形成血肿。动脉血呈喷射状时才能送入短导丝；导丝推送遇到阻力时应停止推送，在荧光屏下观察局部和判明原因，股动脉过于纤细时更换导丝在X线下小心向前推送，切忌遇到阻力时用力推送导致动脉夹层或斑块脱落造成动脉栓塞等并发症。

（2）整个造影系统应始终保持密闭状态，时刻注意排除气泡，持续监测心电和血压。

（3）右冠状动脉造影要特别防止导管尖端插入过深、超选或口部痉挛引起血压下降或室颤。

（4）椎动脉造影时推送导管动作要轻柔，以防止沿途动脉段发生痉挛。如果发生痉挛导致导管不能推送或转动时，应停止操作，自鞘管或造影导管内给予100~200μg硝酸甘油或异搏定注射，也可舌下含服硝酸甘油。

（5）冠脉造影操作与对结果的解释应当力求完美。完整的检查包括左心室造影，以确定左心室功能以及是否存在室壁运动异常。检查左冠状动脉的体位通常有五个，以保证能最佳显示某一段冠状动脉。右冠状动脉检查体位至少有两个。对血管造影结果的评价包括描述冠脉病变的形态与严重程度，以及是否存在侧支血管。

（6）术中注意压力监测和心电监测。

（7）术后注意观察患者的血压、心率、心电图、尿量情况、观察伤口渗血情况、血肿、足背动脉搏动及皮肤温度变化。

（8）常见并发症。①穿刺部位并发症：相对较多见，常见的有局部出血、血肿、假性动脉瘤等；②栓塞：除冠状动脉外，也可发生于脑或周围动脉；③动脉夹层：可发生于冠状动脉或外周动脉；④严重心律失常：如室性心动过速、心室颤动及传导阻滞等；⑤低血压：预防低血压的关键是及时发现原因和处理血管迷走反射、大量出血、心包填塞等并发症；⑥造影剂相关并发症：造影剂过敏、急性肾功能不全；⑦椎动脉穿刺的并发症：椎动脉途径血管较细小，介入诊疗过程中椎动脉及肱动脉或锁骨下动脉可发生痉挛，术前应给患者做好解释工作，消除紧张情绪，如穿刺失败宜休息片刻待痉挛缓解后再行穿刺。椎动脉穿刺后若压迫过紧时间过长，容易导致术后桡动脉闭塞。

二、经皮冠状动脉介入治疗

经皮冠状动脉介入治疗（PCI）包括经皮冠状动脉腔内成形术（PTCA）、冠状动脉内支架置入术、旋磨术、激光血管成形术等。近年来介入技术发展迅速，PCI的适应证和禁忌证也在发生着变化。

（一）经皮冠状动脉介入的适应证

第一，慢性稳定型心绞痛。PCI是缓解慢性稳定性冠心病患者症状的有效方法之一。有证据表明，在有较大范围心肌缺血的患者中PCI比药物治疗具有优势。因此，PCI应主要用于有效药物治疗的基础上仍有症状的患者以及有明确较大范围心肌缺血证据的患者。

第二，非ST段抬高急性冠脉综合征。非ST段抬高急性冠脉综合征包括不稳定性心绞痛和非ST段抬高心肌梗死,这些患者的PCI是建立在危险分层的基础上。危险分层的指标是将患者症状、体征、心电图、心肌生物标志物及其他辅助检查指标进行分析、权重后总结而来。危险度越高的患者越应尽早行PCI，术前、术中的用药如抗血小板治疗、抗凝治疗等也随着危险度的增加应适当地加强。

第三，急性ST段抬高心肌梗死（STEML）。直接PCI是降低STEML死亡率最有效的方法，在有条件的医院应大力提倡。及时（<12小时）、有效（PCI后

TIML血流3级）和持久（较低的再闭塞率）的开通梗死相关动脉（IRA）是手术成功的关键。对所有发病12小时内的STEML患者采用介入方法，直接开通梗死相关血管称为直接PCI，对于STEML患者直接PCI是最有效降低死亡率的治疗。越危重的患者获益越显著（如心源性休克），但年龄＞75岁，发病时间＞12小时以及伴随疾病越多其风险也随之显著增加，应权衡利弊。对于胸痛基本已缓解，冠状动脉残余狭窄轻，TIML血流3级的患者冠状动脉再发事件的概率较低，应十分慎重选择PCI。

（二）经皮冠状动脉介入的禁忌证

第一，稳定的无保护左主干患者，其冠脉解剖不适合行PCI者。

第二，对STEML患者，不应对非梗死相关动脉进行PCI，对症状发生＞24小时血流动力学及电稳定且无严重缺血证据的STEML患者，不应行直接PCI。

第三，若患者不能接受双重抗血小板治疗，则不应行PCI治疗。

（三）经皮冠状动脉介入的手术

1.术前准备

（1）知情同意作为一种有创性治疗手段，PCI术前介入医生需和主管医生讨论手术的指征和风险，并与患者及其家属讨论介入治疗、CABG及药物治疗的优劣，并阐明收益与风险，包括术中、术后可能出现的各种并发症，以征得患者理解和同意，并签署知情同意书。

（2）术前至少5天开始应用氯吡格雷和阿司匹林。

（3）肾功能不全或对比剂肾病高危的患者，术前需要水化，建议患者使用对肾功能影响相对较小的对比剂。

2.操作过程

（1）球囊扩张成形术。由于冠状动脉内支架术可明显减少靶病变再次血管重建，仅在某些冠状动脉病变和临床情况时选择单纯球囊扩张术。简要操作步骤如下。

第一，手术入路选择见冠状动脉造影部分，目前认为选择椎动脉入路可降低入口处并发症风险，但用6F或7F鞘管不能完成的治疗更适合经股动脉途径。

第二，进行基础冠状动脉造影。

第三，导引导丝的送入，导引导丝通过拟扩张的病变血管，直至远端。

第四，球囊扩张可以是置入支架的准备，即预扩张，也可以作为单独的血管成形的手段，即单纯PTCA。预扩张的目的在于扩张高度狭窄的病变，减小置入支架时的阻力；根据预扩张时的反应，估计支架置入后是否可以充分打开。此外，也有助于判断支架的直径和长度。单纯PTCA通常用于不准备置入支架的、较小、较次要的血管。

通常选择比参照血管直径小0.5mm直径的球囊进行预扩张，为置入支架做准备。对于不计划置入支架的病变，则可以按照参考血管直径决定球囊直径。对于高度狭窄病变或者慢性完全闭塞病变，则需要从更小直径的球囊开始。

第五，扩张完毕，取出球囊导管进行重复冠脉造影。

（2）支架置入术。充分预扩张病变后，即可准备置入支架，有些病变也可直接支架置入。支架置入过程和球囊类似，支架到达病变部位后，行多体位造影以充分评估支架置入部位的准确性。释放支架时，应根据支架球囊的充盈压及病变情况决定扩张压力的大小及扩张时间。释放支架后需要进行多体位造影或应用其他方法（如血管内超声）评价支架贴壁情况及有无血管内膜撕裂等并发症。必要时应用非顺应性球囊进行后扩张。

（3）旋磨术。冠状动脉斑块旋磨术是用物理的方法将动脉硬化斑块祛除，是临床上应用较多的一种祛除粥样硬化斑块的手段。

第一，适应证在血管内膜呈环形表浅严重钙化，导引钢丝已通过病变但球囊导管不能跨越，或者在支架置入前预扩张球囊不能对狭窄病变作充分扩张时，可考虑使用冠状动脉斑块旋磨。

第二，禁忌证血栓性冠状动脉病变或急性心肌梗死（有溃疡或血栓的病变，旋磨可加重血栓倾向，易发生慢血流或无血流现象）；退行性变的大隐静脉桥病变旋磨治疗易发生血管内栓塞或无复流现象；严重的成角病变；有明显内膜撕裂的病变。

第三，操作过程：①置入导引导管；②经导引导管将导丝送至冠状动脉病变血管的远端；③准备旋磨头及推进器；④体外测试。开启操纵控制台的开关，测试并调节旋磨头的转速；⑤将旋磨导管沿导丝经导引管送至距靶病变1~2cm的正常血管段处，松开旋磨器控制手柄的调节锁，开始旋磨。

第四，冠状动脉斑块旋磨对操作者的技术和介入中心的软硬件条件要求较高，并发症发生率较高，通常有：①冠状动脉痉挛：如硝酸甘油不能缓解冠状动脉血管痉挛，必要时可经静脉或冠脉给予维拉帕米或地尔硫䓬，但需要密切注意患者的血压及心率，避免发生低血压及心动过缓。②无血流/慢血流现象：旋磨产生的细小斑块碎粒阻塞冠状动脉循环下游，可产生慢血流或无复流。无血流/缓慢血流现象发生时可采用如下方法处理。冠状动脉内给予硝酸甘油或其他血管扩张剂；从病变血管远端开始低压力短时间球囊扩张；在整个治疗过程中均应维持有效的冠状动脉灌注压。③内膜撕裂：一旦证实有内膜撕裂发生，则不宜继续增大旋磨头；内膜撕裂的处理与球囊扩张术相同，可酌情置入支架。④冠脉穿孔：一旦确认已发生冠脉穿孔，应立即将旋磨头退出，保留导引钢丝在病变血管内；根据冠脉穿孔的严重程度和患者血流动力学状态进行相应处理。各种并发症的处理详见下面的注意事项。

3.术后注意

（1）术后处理。①严密观察患者的心率、血压、尿量情况；②观察患者有无胸痛，描记心电图，进行心电监测；③定时观察患者穿刺处有无出血、血肿及穿刺动脉的搏动情况；④置入支架的患者双重抗血小板治疗。

（2）并发症。因经皮冠状动脉介入治疗的一切操作均在有病变的冠状动脉内进行（包括导引钢丝的通过、球囊扩张、支架置入等），对冠状动脉损伤产生严重并发症的风险比冠状动脉造影明显增加，并发症的严重程度也较冠状动脉造影明显加重，一旦出现应积极处理。

第一，冠状动脉痉挛。冠状动脉检查、治疗过程中均可诱发冠状动脉痉挛，特别是在冠脉介入治疗过程中（PTCA、旋磨、激光治疗等）更易发生。持续、严重的冠状动脉痉挛常可导致急性冠脉闭塞，引起急性心肌梗死，甚至死亡。及时发现和处理常可使冠脉痉挛迅速缓解，一般不会造成严重后果。若发生首先予硝酸甘油（200～300g）经冠状动脉内注入，常使痉挛迅速缓解；钙离子拮抗剂维拉帕米或地尔硫䓬冠状动脉内注射可使应用硝酸甘油后再次发生的血管痉挛解除。

第二，冠状动脉内膜撕裂（夹层）。冠状动脉内膜撕裂是一种血管非闭塞表现，在冠状动脉支架广泛应用之前，内膜撕裂造成的急性冠状动脉闭塞是住院期间死亡、急性心肌梗死和紧急CABG术主要原因。冠状动脉支架的应用使其发生率大大降低。但冠脉内膜撕裂依然是急性缺血并发症的重要原因，常表现为支架边缘的内膜撕裂而造成支架内血栓形成。

冠状动脉内膜撕裂的防治：操作导管要规范，切忌粗暴，特别是在使用一些特殊类型导管时尤显重要；避免将导引导管过深插入冠状动脉内，对一些确实需通过深插导管以增加主动支撑力的情况，应轻柔操作，当球囊、支架到位后，应迅速轻柔回撤导管。一旦出现内膜撕裂等情况，应及时置入冠状动脉支架以覆盖撕裂的内膜。

第三，急性冠状动脉闭塞。是发生在冠脉介入治疗过程中或之后的病变靶血管的完全闭塞。复杂的冠状动脉夹层是急性冠脉闭塞的独立预测因子。为防止急性冠状动脉闭塞，操作应轻柔规范，以避免导引导管、导引钢丝、球囊及支架直接损伤冠状动脉，造成夹层。充分了解病变血管的特点，选择适合病变血管特征的手术器械（导丝、球囊、支架）。

第四，支架内血栓。冠状动脉支架置入可以降低急性血管闭塞的发生率，尽管术前术后辅助积极的抗栓治疗，急性、亚急性支架内血栓仍时有发生。为预防支架内血栓的发生，应充分抗血小板、抗凝药物治疗，包括阿司匹林、氯吡格雷等的应用。若发生支架内血栓需即刻进入导管室进行冠脉造影，再次扩张病变，同时加强抗栓治疗如血小板受体拮抗剂的应用。

第五，冠状动脉穿孔。冠状动脉穿孔是冠脉介入治疗中少见但非常严重的并发症，发现和处理不及时，常可危及患者生命。冠状动脉穿孔关键在于预防：使用具有亲水涂层的导丝处理慢性闭塞病变时，应轻柔操作以避免损伤血管内膜，特别是分支部位血管。切忌在未证实导丝在血管真腔情况下，盲目进行扩张，造成冠状动脉严重破坏。应根据病变特点及血管直径选择合适的球囊导管，忌用大球囊、高压力反复扩张病变血管。

冠状动脉穿孔一旦发生，应及时发现并积极处理。冠状动脉穿孔的处理措施包括：持续低压力球囊扩张；若持续的低压球囊压迫仍不能使破孔封闭，应立即于破孔处置入PTFE带膜支架；冠状动脉穿孔常引起急性心包填塞，X线透视及超声可以迅速明确诊断。心包压塞一旦发生，应立即行心包穿刺引流，若仍出血不止，需紧急手术治疗。

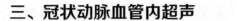

三、冠状动脉血管内超声

血管内超声（IVUS）通过导管技术将微型化的超声探头置入血管腔内进行显像，可提供血管的横截面图像，不仅可以了解管腔的形态，还能直接显示管壁的结构，了解管壁病变的性质，进行定量测量和定性分析，被认为是血管检查的新的"金标准"。

（一）冠状动脉血管内超声的适应证

第一，准确判断冠状动脉狭窄程度。如评价临界病变、左主干病变及血管造影不能明确诊断的病变，如临床表现高度提示冠心病，但冠状动脉造影却未发现冠状动脉有明显的狭窄。

第二，明确病变形态。血管内超声可准确分析斑块的形态和组成，尤其对钙化的识别非常敏感，亦可帮助识别易损斑块。因此它可以指导选择合适的技术治疗特定的病变，以达到更好的效果。

第三，评价治疗效果。评价支架置入后的效果，协助诊断冠状动脉介入过程中的并发症。

第四，远期随访性研究。血管内超声可用于研究支架置入后的远期效果，并可用于评价动脉粥样硬化斑块的进展与消退。

（二）冠状动脉血管内超声的注意事项

第一，血管痉挛。冠状动脉内超声检查中最常见的合并症即为冠脉痉挛。

第二，急性冠状动脉闭塞。冠状动脉的急性闭塞是血管内超声检查出现的严重的合并症。

第三，冠状动脉夹层及血栓形成。冠状动脉内超声检查的过程中可发生夹层及血栓形成。

第四，其他合并症。可在原有的严重狭窄基础上因血管内超声导管的插入而出现血管腔阻塞，引起缺血的其他症状，如心绞痛、窦性心动过缓、窦性停搏、频发室性早搏，甚至室性心动过速等。

四、冠状动脉血管腔内光学相干断层成像

光学相干断层成像（OCT）是一种新的高分辨率断层成像技术，它通过收

集反射的近红外光来成像。OCT的最大优势在于它的高分辨率，分辨率大约为10μm。近几年，OCT逐渐应用到冠心病的介入诊治中，在诊断临界病变、识别易损斑块、指导介入治疗、研究再狭窄机制、评价介入治疗效果等方面，均具有重要的应用价值。

（一）冠状动脉血管腔内光学相干断层成像的适应证

第一，检测冠状动脉粥样硬化病变。OCT技术提供的图像接近组织学分辨率，能识别血管壁和管腔的形态学改变，包括管腔大小、斑块情况、血管夹层、血栓、组织裂片等方面，比IVUS能提供更多的形态信息，可提高对各种斑块的特征认识。

第二，指导冠状动脉内介入治疗。对于介入治疗来说，管腔的评价是最重要的，OCT可以清晰地显示管腔和血管壁以及支架间的界线，准确地评价最小管腔面积、管腔闭塞程度、支架的位置和扩张情况、管腔获得、晚期管腔丢失、新生内膜增生和再狭窄等，有助于选择合适的介入治疗方式和介入器械，可细致评价介入治疗的即刻效果和长期效果。

（二）冠状动脉血管腔内光学相干断层成像的禁忌证

在检查过程中需阻断血流，术中可导致心肌缺血的发生，因此不能用于冠状动脉开口部位的病变。此外OCT的穿透性较差，不能用于显像直径较大的血管，也不适用于显像血管壁深层的结构如深部的钙化、血管的外膜等。

（三）冠状动脉血管腔内光学相干断层成像的手术方法

第一，放置阻断球囊导管（OBC）和成像导丝。通过导引导丝送入阻断球囊导管。通过OBC管腔插入光纤成像导丝。注意成像导丝不能弯曲塑形。成像导丝尾端连于OCT成像系统。

第二，成像过程。冲洗血管腔，扩张阻断球囊阻断血流，在扩张的过程中，通过透视观察，确保球囊直径不要超过血管直径。当OCT影像清晰显示血管时，开始回撤扫描，当回撤结束时立即释放球囊，并停止冲洗。

（四）冠状动脉血管腔内光学相干断层成像注意事项

由于OCT在检查过程中会短时间、人为地阻断冠脉血流，操作过程中应严密观察患者的生命体征，特别是心电图和动脉压力的变化。

OCT的并发症主要与操作有关，可出现与缺血相关的症状，患者可能发生胸痛和心律失常的表现，球囊压力过高可能导致血管损伤，出现冠状动脉痉挛、血栓栓塞等。

第二节　心律失常临床诊疗

一、心脏电复律

心脏电复律是利用高能电脉冲直接或经胸壁作用于心脏，使心肌各部位在瞬间同时除极，治疗多种快速异位心律失常并转复为窦性心律。该方法具有操作简单、安全、迅速和高效的特点，并可避免用大剂量抗心律失常药物所引起的各种毒性反应和副作用。所用的仪器称为电复律器或电除颤器。目前电除颤器均为直流电复律。根据电脉冲与心动周期的关系分为同步电复律和非同步电复律两种。同步电复律依靠心电图上自身的R波触发，放电与心搏同步，以避开心室的易损期，适用于心室颤动以外的快速心律失常，非同步电复律在任何时期放电，适用于心室颤动、心室扑动、快速的室性心动过速及预激综合征合并快速心房颤动，后二者发生时均有宽大的QRS和T波，除颤仪在同步工作方式下无法识别QRS波，而不放电，此时也可用低电能非同步电除颤，以免延误病情。

（一）快速性心律失常直流电复律的适应证

第一，无论何种原因引起的心室颤动或心室扑动都是非同步电复律的绝对适应证。

第二，室性心动过速持续发作而药物治疗无效，或已出现严重血流动力学障碍。

第三，药物治疗无效的阵发性室上性心动过速。

第四，心房扑动。

第五，心房颤动持续时间不超过一年的心房颤动，既往窦性心律不低于60次/分；或药物控制不满意的心房颤动，并因此诱发或加重心力衰竭、心绞痛者；先心病修补术后2～3个月，风心病瓣膜置换或修复后3～6个月以上，心房颤动继续存在；甲状腺功能亢进症状已被控制，但其引起的心房颤动仍持续存在；

预激综合征引起的快速心房颤动。

（二）快速性心律失常直流电复律的禁忌证

除心室颤动、心室扑动及其他紧急除颤以外，择期除颤有以下禁忌证：

第一，风湿性心脏病伴巨大左房者。

第二，心房颤动已持续一年以上者。

第三，有病态窦房结综合征或房室传导阻滞患者，如必须做电复律，应先安装心脏起搏器。

第四，洋地黄中毒引起的快速异位心律失常者。

第五，严重水、电解质紊乱，特别是低钾血症、酸碱中毒时。

第六，合并风湿活动、感染、甲亢未控制者。

第七，不能耐受抗心律失常药物维持治疗者。

第八，严重心衰，心脏明显扩大，急性心肌炎，并且不稳定者。

（三）快速性心律失常直流电复律的手术方法

1.电复律术前准备

（1）控制心力衰竭，纠正水、电解质紊乱，并确认无感染和风湿活动，停用洋地黄制剂24小时以上。

（2）心房颤动或心房扑动患者复律前1天开始口服奎尼丁，或者在复律前3～5天开始口服胺碘酮（每次0.2g，每日3次）。

（3）正在抗凝治疗者，应测定凝血酶原时间和活动度。

（4）紧急电复律时无需上述准备。

2.电复律术操作方法

（1）胸外电复律。①复律前禁食4～6h，排空大小便，卸去假牙。②患者应去枕仰卧，准备好抢救复苏器械和药品，建立静脉补液通道，擦拭清洁安放电极板的皮肤，测量血压、脉搏、呼吸、记录十二导联心电图。③测试复律器同步性能，选择心电图上R波为主且较高的导联来检查同步性能，注意电脉冲应落在R波的下降支上。④麻醉使用地西泮20～40mg，缓慢静脉注射，使患者进入嗜睡状态，睫毛反射消失。或咪唑安定 0.3 ~ 0.35mg/kg，静脉注射时间不少于 20 秒，总量不超过 20mg。⑤在复律电极板上均匀涂上导电糊或用生理盐水纱布包裹，两块电极板分别置于胸骨右缘第 2、3 肋间与心尖区，之间距离不小于 10cm，用力压紧皮肤。安装永久起搏器患者，两块电极板分别置于胸骨左缘第 2 肋间与心尖区，用力压紧皮肤，电极板距离起搏器 10cm 以上。⑥将复律器充电，充电量取决于心律失常类型。房扑：50 ~ 100J；室上速 100J；房颤：150 ~ 200J；室速：100 ~ 200J。⑦按同步复律电钮，放电后立即心脏听诊，观察心电图有无窦性 P 波出现和测量血压。如果未转复，应立即充电，再次电复律。再次复律时应增加充电量。连续复心律失常的介入治疗和手术治疗一般不要超过 3 次。⑧心室颤动或心室扑动时按心脏骤停复苏处理，选择非同步复律，首次就使用较高电能 360J。⑨电复律后记录十二导联心电图、监测心电、呼吸和血压直到患者完全清醒。

（2）胸内电复律。用于治疗开胸手术时发生的急症心律失常，将消毒后的两块电极板用生理盐水纱布包裹，一个电极板置于右室面；另一个电极板置于心尖部，充电后直接电击，充电量20 ~ 30J，一般不超过70J。若一次电击无效，先继续按压心脏并准备行再次电除颤，必要时提高电能。

（3）经食管内低能量电复律。近年来，国内外学者尝试经食管低能量同步直流电复律心房颤动，取得成功。这种直流电同步电复律技术所需电能较小（20 ~ 60J），患者不需要麻醉即可耐受，同时皮肤烧伤亦可避免。但仍需对食管电极导管设计和安置进行不断改进，将来有望成为一种有前途的处理快速性心律失常的新方法。

（4）经静脉电极导管心脏内电复律。通常采用四极电极导管，在X线透视下将导管电极通过肘前或颈静脉插入右心，该导管可兼作起搏、程序刺激和电复律之用。经静脉心内房颤电复律所需电能一般为2 ~ 6J，患者多能耐受，因而不必全麻，但患者可略感不适。初始电击从低能量开始，然后逐渐增加电能。主要适用于心内电生理检查中发生的房颤。目前亦有报告经静脉心内电复律用于室速、室颤者，但尚无成熟的经验。

（四）快速性心律失常直流电复律注意事项

第　，心律失常。复律后可出现　过性的各种期前收缩、逸搏，一般无须治疗。频繁或多源室性期前收缩，可用利多卡因治疗。若出现持续室性心动过速，心室扑动或心室颤动时，应立即给予同步或非同步电复律治疗。复律发生严重心动过缓，甚至心脏停搏，多见于有房室传导阻滞者，需紧急安置起搏器治疗。

第二，皮肤灼伤。电极板下皮肤发红或出现水泡，复律时将电极板贴紧皮肤可减轻局部灼伤。

第三，心肌损害。复律后可出现心电图上一过性ST段压低或抬高，心肌酶谱轻度升高，数小时后可恢复正常。

第四，肺或周围动脉栓塞。复律后从附壁脱落的血栓可引起动脉栓塞，有动脉栓塞史或可疑附壁血栓者，复律后应予华法林抗凝治疗4周。复律后应注意观察，注意有无晚期发生的栓塞。

第五，低血压或急性肺水肿。较少见，见于复律前已有左心功能不全的患者。

第六，起搏器功能异常及人工瓣膜损坏。

第七，电复律不成功时，可根据心律失常类型及血流动力学状况给予静脉抗心律失常药物，5~10min后再予电复律，以提高复律成功率。

第八，电复律成功后，应继续病因治疗，维持内环境稳定，并根据心律失常类型及电复律前的用药继续抗心律失常治疗，以巩固电复律疗效。

二、埋藏式心脏除颤起搏器

（一）埋藏式心脏除颤起搏器的适应证

第一，非一过性或可逆性原因引起的室颤或室速所致的心脏骤停。

第二，伴有器质性心脏病自发的持续性室速。

第三，原因不明的晕厥，在电生理检查时能诱发有血流动力学显著临床表现的持续性室速或室颤，药物治疗无效，不能耐受或不可取。

第四，伴发于冠心病、陈旧性心肌梗死和左心室功能障碍的非持续性室速，在电生理检查时可诱发持续性室速或室颤，不能被I类抗心律失常药物所抑制。

第五，无器质性心脏病的自发性持续性室速，对其他治疗无效。

（二）埋藏式心脏除颤起搏器的应用方法

1.埋藏式心脏除颤起搏术前准备

（1）设备安装ICD需要具备一定条件和设备，包括手术间、专业人员、仪

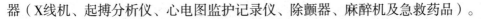

器（X线机、起搏分析仪、心电图监护记录仪、除颤器、麻醉机及急救药品）。

（2）术前应和患者家属谈话交代病情，安装ICD的适应证和并发症，并履行签署知情同意书手续。

（3）术前4h禁食，停用阿司匹林，如使用抗凝治疗，应保持INR＜1.5，肝素术前4h停用，避免伤口渗血，发生血肿。

（4）麻醉植入ICD的麻醉不同于安装心脏起搏器，除了充分局麻外，还应配合适当的静脉麻醉，因不需气管插管，故不能麻醉太深。手术开始前给予少量镇静、镇痛剂，可减轻患者恐惧心理和制作囊袋时的疼痛。当需要诱发室速/室颤、进行除颤阈值测定时，应给予静脉麻醉，使患者处于昏睡状态。

2.埋藏式心脏除颤起搏手术方法

（1）术区充分消毒，铺手术巾。

（2）ICD的电极导线较起搏导线粗，一般选用锁骨下静脉穿刺。

（3）于锁骨下静脉下缘5～8cm作横切口，分离皮下组织至胸大肌筋膜，做一与脉冲发生器大小相适应的囊袋，充分止血。对于比较瘦、胸部脂肪少的患者可采取肌肉下埋植。大多数患者采用左前胸制作囊袋，放入ICD，使除颤电流最大面积通过左心室，除颤效果佳。

（4）在X线透视下，操纵调整电极，使心室电极头端固定于右心室心尖部。

（5）应用起搏分析仪测定ICD起搏阈值和感知阈值；静脉麻醉下，测定除颤阈值。

（6）将电极导线尾端插入脉冲发生器相应孔中，旋紧固定。将脉冲发生器置入囊袋中，逐层对紧缝合皮下、皮肤组织。

（7）应用起搏器程控仪，设定室性心律失常的识别、诊断及治疗方案。

3.埋藏式心脏除颤起搏术后处理

（1）回病房后应给予24小时心电监护，了解心律和心率变化，观察伤口有无渗血。

（2）术区沙袋压迫8～12小时，平卧24～48小时，禁下地48～72小时。

（3）术侧上肢避免剧烈活动、扩胸运动等3个月。

（4）预防性应用抗生素3~5天。监测体温、血常规变化。

（5）定期门诊随访，ICD放电后及时随诊。

4.埋藏式心脏除颤起搏术后注意事项

（1）为保证患者手术安全，减少并发症，手术室应做到消毒无菌，备有自动血氧饱和度和血压监测，有1~2台性能优良的体外除颤器。

（2）术中注意心影大小、搏动的强弱、心包有无积液。监测心率、心律和血压。

（3）术后观察有无胸痛、腹痛，警惕心肌穿孔、心脏压塞等症状。

（4）穿刺局部有无血肿和出血。

三、心脏起搏器

心脏起搏器是一种植入于体内的电子治疗仪器。应用脉冲发生器发放人工脉冲电流，刺激心脏使之激动和收缩，以模拟心脏的冲动发生和传导等电生理功能，起到治疗由于某些心律失常所致的心脏功能障碍的目的。自1958年第一台心脏起搏器植入人体以来，起搏器制造技术和工艺快速发展，功能日益完善。随着起搏工程技术的发展和对心律失常机制认识的深入，心脏起搏技术的发展经历了固定起搏器、程控起搏器、双腔起搏器和频率适应性起搏器等阶段。目前植入起搏器治疗已成为临床上一种常规治疗技术，成功挽救了无数患者的生命。

（一）临时心脏起搏器安置术诊疗

1.临时心脏起搏器安置术适应证

（1）药物中毒（洋地黄、抗心律失常药物过量）等引起的有症状的窦性心动过缓、窦性停搏等。

（2）可逆性的或一过性的房室阻滞或三分支阻滞，伴有阿-斯综合征或类似晕厥发作。

（3）潜在性窦性心动过缓或房室阻滞，需做大手术或分娩者，置入临时起搏器以作为保护性起搏。

（4）获得性尖端扭转型室性心动过速，药物治疗无效，置入临时起搏器以提高心率。

2.临时心脏起搏器安置术治疗方法

（1）术前准备。

第一，所需物品。①药品。消毒用碘伏或碘酒，70%乙醇，局部麻醉药：1%利多卡因或1%普鲁卡因。②穿刺针及静脉穿刺鞘，双极临时起搏导管，临时起搏器。③心电监护仪和心脏电复律除颤器和氧气、气管插管等。

第一，向患者说明手术中需与医师配合的事项，签署手术知情同意书。

第二，备皮，建立静脉通道。

（2）手术方法。

第一，采用经皮股静脉或锁骨下静脉穿刺的方法，在X线透视下，将起搏导管置入右心室心尖部。

第二，确认电极导管接触右心室满意后，测定起搏阈值小于1V，将导管的尾部与起搏器连接，以增加3倍阈值电压或更大电压按需起搏。

第三,将静脉鞘退出皮肤外,穿刺处缝一针或以消毒胶布固定导管,加压包扎。

（3）术后处理。

第一，患肢尽量制动，平卧位或左侧斜位。

第二，心电图或心电监护仪监测起搏和感知功能。

第三，预防性应用抗生素。

（4）手术注意事项。

第一，术中注意心影大小、搏动的强弱、心包有无积液。监测心率、心律和血压。

第二，术后观察有无胸痛、腹痛，警惕心肌穿孔、心脏压塞等症状。

第三，穿刺局部有无血肿和出血。

（二）永久性人工心脏起搏器安置术诊疗

1.永久性人工心脏起搏器安置术适应证

（1）病态窦房结综合征表现为症状性心动过缓；或必须使用某些类型和剂量的药物进行治疗，而这些药物又可引起或加重心动过缓并产生症状者。

（2）因窦房结变时性不良而引起症状者。

（3）任何阻滞部位的三度和高度房室阻滞伴下列六种情况之一者：①有房

室阻滞所致的症状性心动过缓（包括心力衰竭）；②需要药物治疗其他心律失常或其他疾病，而所用药物可导致症状性心动过缓；③虽无临床症状，但业已证实心室停搏＞3秒或清醒状态时逸搏心率＜40次/分；④射频消融房室交界区导致的Ⅲ度房室阻滞；⑤心脏外科手术后发生的不可逆性房室阻滞；⑥神经肌源性疾病伴发的房室阻滞。

（4）任何阻滞部位和类型的Ⅱ度房室阻滞产生的症状性心动过缓。

（5）双分支或三分支阻滞伴间歇性I度房室阻滞。

（6）双分支或三分支阻滞伴Ⅱ度Ⅱ型房室阻滞。

（7）交替性双侧束支阻滞。

（8）反复发作的颈动脉窦刺激导致的晕厥，或在未使用任何可能抑制窦房结或房室传导药物的前提下，轻微按压颈动脉窦即可导致超过3秒的心室停搏者。

2.永久性人工心脏起搏器安置术治疗方法

（1）术前准备。

第一，设备安装心脏起搏器需要具备一定条件和设备，包括手术间、专业人员、仪器（X线机、起搏分析仪、心电图监护记录仪、除颤器、麻醉机及急救药品）。

第二，与患者及家属充分沟通，使其了解植入起搏器的必要性及风险，向患者说明术中需与医师配合的事项，签署知情同意书。

第三，术前停用一切活血药、抗血小板和抗凝制剂，以免囊袋内渗血形成血肿，继发感染。

第四，麻醉除非不能配合手术的年龄太小儿童和少数老人，经静脉插入心内膜电极导线安装起搏器一般均采用局部麻醉。术前可给予少量镇静剂（如地西泮），特别是对于精神紧张的患者。

（2）手术方法。

第一，术区充分消毒，铺手术巾。

第二，穿刺锁骨下静脉或切开头静脉建立导线插入的静脉通路。

第三，于左侧或右侧锁骨下第1肋间作一约5cm横切口，分离皮下组织至胸大肌筋膜，做一与脉冲发生器大小相适应的囊袋，充分止血。

第四，在X线透视下，操纵调整电极，使心房电极头端固定于右心房心耳部，使心室电极头端固定于右心室心尖部。

第五，应用起搏分析仪测定心房及心室电极的阈值电压、阻抗、P波和R波振幅等，调整导线位置，直至各项测定值良好。

第六，将电极导线尾端插入脉冲发生器相应孔中，旋紧固定。将脉冲发生器置入囊袋中，逐层对紧缝合皮下、皮肤组织。

（3）术后处理。

第一，术区沙袋压迫8～12h，平卧24～48h，下地48～72h。

第二，术侧上肢避免剧烈活动、扩胸运动等3个月。

第三，预防性应用抗生素3～5天。监测体温、血常规变化。

第四，术后连续心电图检查3天，观察起搏器工作情况。

第五，定期门诊随访，起搏器程控。

（4）注意事项。

第一，术中注意心影大小、搏动的强弱、心包有无积液。监测心率、心律和血压。

第二，术后观察有无胸痛、腹痛，警惕心肌穿孔、心脏压塞等症状。

第三，注意穿刺局部有无血肿和出血。

四、导管射频消融治疗快速性心律失常

（一）导管射频消融治疗快速性心律失常的适应证

1.明确适应证

（1）预激综合征合并阵发性心房颤动伴快速心室率。
（2）房室折返性心动过速、房室结折返性心动过速呈反复发作性者。
（3）房室折返性心动过速、房室结折返性心动过速合并有心动过速心肌病者。
（4）房室折返性心动过速、房室结折返性心动过速有血流动力学障碍者。

2.相对适应证

（1）预激综合征合并阵发性心房颤动心室率不快者。

（2）预激综合征无心动过速但是有明显胸闷症状，排除其他原因者。

（3）房室折返性心动过速、房室结折返性心动过速发作次数少、症状轻。

3.非适应证

（1）预激综合征无心动过速、无症状。

（2）房室折返性心动过速、房室结折返性心动过速发作次数少、发作时症状轻。

（3）不适当的窦性心动过速药物治疗效果好。

（二）导管射频消融治疗快速性心律失常的禁忌证

第一，未控制的感染性心内膜炎与败血症、周身感染性疾病及局部脓肿者。

第二，有出血倾向或出血性疾病。

第三，严重电解质紊乱及酸碱失衡。

第四，急性心肌梗死、心肌炎。

第五，严重肝肾功能不全。

第六，血管（四肢静脉、腔静脉）有静脉血栓栓塞症，超声心动图确诊心脏内有血栓。

第七，恶病质及疾病终末期。

第八，患者或家属拒绝心脏电生理检查。

第九，不具备进行心脏电生理检查和导管射频消融条件的医疗机构。

（三）导管射频消融治疗快速性心律失常治疗方法

1.手术前期准备

（1）应详细了解病史，复习心电图（窦性心律与心律失常）并作出初步诊断。

（2）常规体检，生化检查。超声心动图和X线胸片等资料。

（3）停用所有抗心律失常药物至少5个半衰期。

（4）对有器质性心脏病的患者。应认真做好心脏病性质和心功能的评价，用药控制心绞痛和心力衰竭；了解心脏、主动脉和周围动脉病变情况（足背动脉搏动）。

（5）向患者及其家属说明手术过程，以取得患者密切配合，解释术中可能出现的并发症并签署知情同意书。

（6）需全身麻醉者应事先联系好麻醉科。

（7）手术医嘱和手术野备皮。

2.手术环境及器械要求

（1）有符合放射防护条件的正规心导管室。

（2）心导管室具备手术室消毒条件。

（3）心导管室配备C臂或U臂X线造影机（并配有影像增强系统）或心血管造影机、多导电生理记录仪、心脏程控刺激器、具有记录功能的心电及压力监测设备、心脏除颤器及心肺复苏设备。

（4）穿刺血管用穿刺针、导引钢丝、血管鞘及多极导管。

（5）氧气、输氧设备、气管插管设备、吸痰器及心包穿刺包。

（6）药物、消毒用聚维酮碘和乙醇溶液、利多卡因、肝素、异丙肾上腺素、阿托品、三磷酸腺苷及各种必要的抢救药品。

3.房室结折返性心动过速的电生理诊断和导管消融手术操作方法

（1）静脉穿刺和心腔内置管。常规消融铺巾后，经皮穿刺右侧或左侧颈内或锁骨下静脉，并插入6F或7F动脉鞘管，经鞘插入6F10极CS电极至CS。经皮穿刺右侧和左侧股静脉并插入2根6F和1根8F动脉鞘管（右侧）。分别将2根6F4极导管经鞘插入并放置于右心室心尖部、高位右心房，将1根4极His束导管经右侧8F鞘插入并放置于His束区。不同电极导管经尾线连接至多导生理记录仪，同步记录Ⅰ、Ⅱ、V1、V6导联心电图和高位右房（HRA）、希氏束（HBE）、冠状窦（CS）、右心室（RVA）局部心腔内电图。

（2）电生理检查方法。电生理检查内容包括房室激动顺序、房室传导特性、房室逆行激动顺序、房室逆行传导特性及诱发心动过速，心房S2刺激不能诱发心动过速时可采用S1、S2、S3刺激或快速刺激诱发心动过速，必要时加用异丙肾上腺素诱发心动过速。尽管如此仍有少部分病例不能诱发心动过速。无论在射频消融前是否已明确诊断AVNRT，均应放置冠状窦标测电极，原因有以下方面：首先，对于AVNRT的诊断具有参考价值；其次，在确定消融部位方面具有和希氏束电极同样重要的意义；此外，冠状窦电极记录的A波振幅较大，且图形稳定，判断放电过程中的房室关系最为简单可靠。

（3）消融途径和导管选择与操作。常规采用股静脉途径标测与消融，可采用多种类型消融导管。对导管不易稳定贴靠于有效靶点部位者可采用SRO号的SWARTZ鞘管加强支持，例如永存左上腔静脉畸形、冠状静脉窦口巨大者。

（4）消融靶点的确定。自希氏束至冠状静脉窦口依次分为上、中、下3个区，首先在中1/3段与下1/3段交界处附近标测，如果消融无效可向下或略向上寻找靶点，但是仍应满足三个条件：①局部双极心内膜电图呈碎、宽、小A波和大V波；②局部心内膜电图无希氏束电位；③电极稳定贴靠于间隔。

（5）消融。一般采用温度控制消融，预设温度为60度。非温度控制消融时根据消融电极贴靠程度选择功率15～30W，放电过程中严密监测阻抗和心律。放电15s后无交界心律出现者应重新标测。放电方法有时间递增法、能量递增法和固定能量连续放电等方法，通常情况下采用固定能量连续放电法。放电过程中交界心律逐渐减少是消融成功的间接指标，放电时间一般在60s以上，当然在有停止放电指征时应随时停止。

（6）消融成功标准。①房室结前传跳跃现象消失，并且不能诱发AVNRT，心动过速诱发可不用异丙肾上腺素；②房室结前传跳跃现象未消失，用异丙肾上腺素后仍不能诱发AVNRT；③无I度以上的房室传导阻滞。

4.房室折返性心动过速的电生理诊断和导管消融手术操作方法

（1）静脉穿刺和心腔内置管。同房室结折返性心动过速。

（2）房室旁路的电生理诊断。房室旁路的分区：房室旁路主要沿二尖瓣环和三尖瓣环分布位于左侧或右侧游离壁，少部分位于间隔部：①右侧房室旁路，在X线ROA45°～60°投照体位，将三尖瓣环想象成面对观察者的一个时钟面，CS口处为5点，His束处为1点左右，可将右侧房室旁路依次划分为右前间隔旁路、中间隔旁路、右后间隔旁路、右后壁旁路、右后侧壁旁路、右侧壁旁路和右前侧壁旁路；②左侧房室旁路，一般采用旁路距CS口的距离定位为左后间隔旁路、左后壁旁路、左后侧壁旁路、左侧壁旁路和左前侧壁旁路。

窦性心律和（或）心房刺激下标测：在部分体表心电图上预激成分表现不明显的显性预激或隐性预激，可在窦性心律和（或）心房刺激下，通过上述放置的电极，记录His、RVA和CS电极电图。分析各部位A波和V波的刺激顺序关系，找出最早心室激动及最短的AV间期，最早V波出现处即为心室预激部位。

心室刺激标测：在心室刺激时，可通过心腔各部位的电极导管记录到偏心心房激动顺序，根据最早心房激动部位和最短VA间期进行旁路定位，可作为隐匿性旁路的旁路诊断和定位。逆向性AVRT则与窦性心律下标测一样，通过记录到最早心室激动地点判断旁路部位。

（3）房室旁路的消融。

第一，右侧房室旁路的消融：经股静脉插入8F加硬消融导管至右心房，在LAO45°投照体位下沿三尖瓣环依次标测，必要时可以辅助以Swartz鞘管稳定消融导管。显性右侧旁路可在窦性心律下标测，以AV融合并提前于体表心电图最早标测点作为消融靶点，必要时可应用心室起搏观察AV融合及是否提前来验证靶点；隐性旁路需在心室起搏下标测VA融合并将提前的标测点作为靶点，某些旁路可记录到旁路电位作为靶点，二者也均可在AVRT发作时标测。多采用温控消融，预设温度为50℃～60℃。使用非温控消融可以选择功率20~30W，放电过程中严密监控阻抗和心率变化。显性旁路多在窦性心律下进行消融，隐性旁路多在心室起搏下消融。放电5s内旁路阻断者为有效靶点，继续放电至60～120s。对右侧间隔旁路消融时应注意观察消融靶点与His束的关系，避免损伤His束。

第二，左侧房室旁路的消融：经股动脉逆行插入消融导管至左心室，在RAO30°投照体位下以CS电极为标志进行标测。根据CS电极记录的心内电图判断的旁路大概位置，在该电极附近标测消融靶点。显性旁路可在窦性心律下标测，以AV融合并提前或等于CS电极最早V波和体表心电图的预计波的最早标测点作为消融靶点，必要时可应用心室起搏观察VA融合及是否提前来验证靶点；隐性旁路须在心室起搏下标测VA融合并提前或等于CS最早逆行A波作为靶点。二者也均可在AVRT发作时标测，目前多采用温控消融，预设温度一般为50℃～55℃。使用非温控消融可以选择功率20~30W，放电过程中严密监控阻抗和心率变化。显性旁路多在窦性心律下进行消融，隐性旁路多在心室起搏下消融。放电5s内旁路阻断者为有效靶点，继续放电至60~120s。部分心室侧消融困难者可将消融导管置于心房侧消融或者采用房间隔穿刺术在左心房侧消融。

（四）导管射频消融治疗快速性心律失常并发症预防及处理

1.急性心脏压塞处理

（1）原因：CS电极放置时穿破CS是AVNRT消融术中引起急性心脏压塞的主要原因；右心房内导管操作不当，致右心耳或右房壁穿孔是少见原因；慢径消融极少导致心脏破裂。熟悉心脏解剖，导管操作轻柔及正确判断导管走向，是AVNRT消融束中预防和避免急性心脏压塞的重要方法。

（2）诊断：根据如下表现可诊断急性心脏压塞。①面色苍白伴出汗，神志淡漠或烦躁。②血压下降且难以用升压药物维持；③透视心影增大（或不增大）且搏动明显减弱或消失，此时如能排除迷走反射即可诊断心脏压塞；④心脏超声可见心包积液征。

（3）处理：病情稳定者可在超声指导下处理。对于血流动力学不稳定者应该立即行心包穿刺引流术。经穿刺引流后血流动力学稳定，心脏搏动恢复，超声检查心包积液明显减少且不再增加，可保留引流管4～6h。否则应在维持引流下立即行开胸手术修补。

2.完全性房室传导阻滞处理

（1）AVNRT（房室结折返性心动过速）。慢径消融损伤房室传导的主要原因是消融部位偏高而邻近快径或His束，而放电中未能及时发现先兆表现（如出现交界性心动过速、V–A阻滞、A–V延长或阻滞）则是导致完全性房室传导阻滞的重要原因。消融部位宜偏下，放电时严密监测和及时停止放电是重要的预防措施。

（2）多数房室旁路消融一般不会引起完全性房室传导阻滞，但是临近His束的间隔旁路消融可能会损伤His束，从而引发损伤房室传导阻滞。主要与消融靶点临近His束而且未能及时识别His电位。

五、心房颤动

1998年迈克尔·海萨格（Michel Haissaguerre）在《新英格兰医学杂志》发表应用肺静脉电隔离术治疗房颤，房颤的导管消融治疗进展迅速，已成为最有希望根治房颤的治疗方法之一。在维持窦性心律方面，导管射频消融的效果显著优于药物治疗，但是否能够降低房颤患者远期的卒中发生率尚待证实。目前在房颤消融的适应证和消融策略等诸多方面尚无一致的共识，而且仍处于不断演变的过程中。鉴于现阶段房颤射频消融术的操作难度和潜在严重并发症（如肺静脉狭窄、脑卒中、心房-食管瘘等）风险均显著高于常规心律失常的导管射频消融治疗，故推荐在有经验的电生理中心或有经验的医师的指导下施行该项治疗。

（一）心房颤动适应证

心房颤动适应证的评估通常包括心电图、超声心动图以及其他相关检查。这些检查有助于了解患者的心脏结构和功能，并确定最适合的治疗方案。年龄<75岁、无或轻度器质性心脏疾患、左心房前后径<50mm、反复发作，症状严重且药物控制不满意的阵发性房颤患者。

（二）心房颤动禁忌证

第一，甲状腺功能亢进没有得到满意控制。

第二，左心房血栓未机化。

第三，急性心肌损伤（急性心肌梗死、急性心肌炎等）。

第四，有全身或穿刺部位的感染。

第五，有严重肺功能、肝功能、肾功能损伤或其他慢性疾病的患者。

第六，患者或家属拒绝导管消融治疗。

第七，不具备导管消融治疗技术和设备的医疗机构。

（三）心房颤动手术方法

1.心房颤动术前准备

（1）一般检查及准备。X线胸片、经胸超声心动图、凝血时间、血常规、肝肾功能等常规检查，以及备皮和术前禁食等。

（2）特殊器械准备。特殊器械准备包括房间隔穿刺针、8F或8.5F房间隔穿刺鞘、长交换导丝、环形标测导管、温控大头消融导管或冷盐水灌注消融导管。

（3）抗心律失常药物。一般不强调术前停用抗心律失常药物，而慢性房颤患者在术前给予口服普罗帕酮或胺碘酮5~7天。

（4）术前抗凝。给予华法林抗凝3～4周。术前3天停用华法林，改用低分子肝素皮下注射，每12h/次，手术当天上午停用低分子肝素1次。

（5）经食管心脏超声心动图检查。评价有无心脏血栓。

（6）多层螺旋CT或磁共振肺静脉成像检查。了解左心房和肺静脉的解剖及心房内有无血栓。图像可用于术中三维标测图像融合技术。

（7）其他。同阵发性室上性心动过速。

2.心房颤动手术方法

（1）普通导管放置。经锁骨下静脉、颈内静脉或股静脉途径放置冠状静脉窦导管；经股静脉途径放置右心室心尖部导管，术中作为右心室起搏备用。

（2）房间隔穿刺。方法依据术者的经验可有不同，可采取2次房间隔穿刺放置两根外鞘管的方法或1次房间隔穿刺放置1根外鞘管入左心房的方法。

（3）肺静脉造影。经消融导管将房间隔穿刺鞘管送至肺静脉口部，撤出消融导管，经鞘管对肺静脉进行选择性逆行造影。

（4）环状标测导管放置。环状标测导管的放置原则是临近开口部和尽可能与静脉长轴垂直。

（5）三维标测系统应用。构建左心房和肺静脉电解剖模型，在三维电解剖结构指导下线性消融。目前国内常用的是CARTO或EnSite NavX标测系统。有条件可进行CT或MRI影像的融合。

（6）射频发生仪设置。建议采用温控导管进行消融（预设温度50℃，功率30W）或冷盐水灌注导管进行消融（预设温度40℃～45℃，功率20～30W）。

（7）冷盐水灌注电极的设置。在放电时给予快速（1000mL/h，17mL/min）冷盐水输注，在标测时给予低流量（2mL/min）冷盐水持续输注。流量泵中的液体为低浓度肝素盐水（500U/500mL）。

（8）术中抗凝。完成穿刺后，静脉注射肝素，用量为70～100U/kg，并在以后操作过程中每小时补充1000U或根据ACT（350~400s）调整肝素剂量。

（9）麻醉。穿刺前需要局部麻醉。消融过程中如患者不能耐受疼痛，可静脉应用镇静止痛药。

3.心房颤动消融策略的选择

（1）节段性静脉电隔离。适用于房颤起源靶静脉明确的阵发性房颤，由于术后复发率较高，发生肺静脉狭窄较多，现已少用。

（2）环肺静脉线性消融电隔离。阵发性房颤的主要消融术式，也是持续性或持久性房颤消融治疗的基本术式。

（3）左房附加线性消融。包括左房峡部、左房顶部、左房后壁、二尖瓣峡部、冠状静脉窦等。适用于持续性房颤或环肺静脉消融复发的房颤以及经标测证实的折返性房性心动过速。

（4）下腔静脉与三尖瓣环间峡部的线性消融。临床上有典型房扑或术中发现有典型房扑者，一般而言应进行该峡部的线性消融。

（5）碎裂电位消融。可作为持续性或持久性房颤上述消融术式的补充。

4.心房颤动消融终点

（1）肺静脉电隔离终点。窦性心律和心房起搏时肺静脉内的静脉电位完全消失。肺静脉内仍可记录到或快或慢的电活动，但这种电活动与心房内电活动分离，或肺静脉内刺激夺获静脉肌袖后的肺静脉电位与心房内电活动分离。

（2）三维标测指导下环形或线性消融终点。解剖上，完成围绕肺静脉环形消融径线，以及其他需要的左房附加消融径线。理想终点为消融径线两侧产生双向传导阻滞。

（3）碎裂电位消融终点。消融局部的电位振幅降低（＞90%）产生规则或消失。

（4）达到上述消融终点，房颤如仍未终止，可考虑静脉应用普罗帕酮或胺碘酮药物复律或直流电复律。

（四）心房颤动术后处理

第一，静脉穿刺处局部压迫止血15～20分钟，股静脉穿刺处继续局部加压包扎6～8小时，穿刺侧下肢制动6～8小时。

第二，术后给予低分子肝素皮下注射，3～5天。术后当天晚上可开始服用华法林，并继续应用华法林进行抗凝治疗3个月。

第三，手术当日术前开始预防应用抗生素，共3天。

第四，手术当日术前开始应用抑酸药，共3天。

（五）心房颤动并发症预防及处理

1.心脏穿孔处理

导管消融治疗房颤中出现心脏穿孔和心脏压塞的风险较普通导管射频消融的操作要大，为术中较严重和凶险的并发症。患者出现心脏压塞表现，应尽快行心包穿刺引流，多数患者不需要外科开胸止血。为防止心脏穿孔的发生，术中导管操作不宜用力过猛或张力过大，转动导管时尽可能保持导管游离在心腔内。冠状静脉窦、左心耳、右上肺静脉口外左房顶部是容易穿孔的位置。

2.血栓或气栓栓塞处理

常见部位是脑栓塞，大面积脑栓塞可危及生命。冠状动脉栓塞可出现急性心肌梗死表现。为预防术中和术后血栓栓塞的发生，术前和术中抗凝药物的应用非常重要。更换电极导管时操作不当可引起气栓，应注意避免。

3.肺静脉狭窄处理

肺静脉狭窄是导管消融治疗房颤的特有并发症。为预防该并发症的发生，射频能量和温度宜<30W和50℃，采用冷盐水灌注电极，避免在肺静脉内消融。单支<75%的肺静脉狭窄一般无须处理。有症状患者，可应用利尿药和抗凝剂，以及抗炎对症处理。肺静脉内支架治疗是可选择的有效治疗方法，但再狭窄率达50%。

4.心房食管瘘处理

心房食管瘘是导管消融治疗房颤的严重并发症，病死率高达50%以上。主要预防方法：避免在左房和食管相邻的部位消融，在左房后壁消融时，消融能量和温度的设置不宜超过30W和55℃。

5.膈神经损伤处理

在进行右上肺静脉和上腔静脉口部消融治疗房颤时，可发生右侧膈神经损伤，左侧膈神经不易被伤及。预防措施：消融前在可能有膈神经分布的区域行高频刺激，如果出现膈神经夺获，则更换消融位点、降低消融能量或者减少消融时间。发生膈神经损伤的患者一般在2～3周可以完全或部分痊愈。

六、室性心律失常

临床上接受导管消融治疗室性心律失常的主要是发生于无明显器质性心脏病患者的室性心动过速（特发性室性心动过速，idiopathic ventricular tachycardia，IVT）和单形性室性早搏。IVT约占室速发病率的10%；心电图特征相对固定：①呈左束支阻滞形态，起源于右室流出道的室速（right ventricular outflow tachycardia，RVOT-VT），②呈右束支阻滞形态、起源于左室的IVT，又称左室特发性室速（idiopathic left ventricular tachycardia，ILVT）。IVT射频消融成功率较高，达90%；而继发于器质性心脏病的室性心动过速，也称病理性室速，其射频消融技术还处于发展之中。

（一）室性心律失常适应证

第一，明确适应证。①发作频繁、症状明显者的IVT、室性早搏；②合并器质性心脏病的部分单形室速（血流动力学稳定、可重复诱发）；③症状明显，动态心电图检查＞10000/24h的单形性室性早搏。

第二，相对适应证。①发作次数少，症状轻的IVT；②症状明显，动态心电图检查＜10000/24h的单形性室性早搏；③合并器质性心脏病的单形室速（血流动力学不稳定、不易重复诱发），或虽已植入ICD，但为减少自动除颤而行消融。

第三，非适应证。①多形性室速及合并严重心肌病变的室速，目前治疗技术仍然不成熟；②无症状，动态心电图检查＜10000/24h的单形性室性早搏；③合并有其他心脏介入禁忌。

（二）室性心律失常手术方法

1.电生理检查方法

（1）窦性心律（SR）时心室刺激。选择RVA作为心室刺激部位。分级增加频率（缩短周期）刺激心室，直至诱发VT或非1∶1心室夺获。程序期前刺激心室时不应低于250m/s，以免引起心室颤动。

（2）心动过速时测量。诱发VT后测定心房及心室频率，His束波至V波

（H-V）间期，有助于最终确诊室速。

（3）心动过速时刺激。诱发VT后以快于室速的频率（增加10%）刺激心室以终止或拖带心动过速。

（4）异丙肾上腺素激发试验（主要用于VT不易诱发者）。静脉滴注异丙肾上腺素使基础心律增加10%后行心室刺激。60%左右的特发性室速需要静脉给予异丙肾上腺素才能诱发出持续性心动过速。

（5）有时为阐明室速的发病机制，可以静脉给予腺苷及维拉帕米终止室速；左室间隔面易被维拉帕米终止，而多不被腺苷终止。

（6）心房刺激。部分室速（左室间隔面室速）易被心房刺激所诱发，选择高位右心房作为心房刺激部位。

（7）室速诱发的特殊情况。有时VT的诱发需要双侧心室同步刺激，或增加程序刺激。

2.室速消融方法

（1）消融能量。首选射频，对于部分邻近His束附近的室速可以采用冷冻消融。

（2）消融途径。经股静脉途径（右室流出道室速）、经主动脉逆行法（左室间隔面室速）、经皮穿刺心包途径（心外膜室速）。

（3）设备选择。装配有三维标测系统的单位，建议在三维标测系统指导下消融。三维标测系统有助于减少并发症及放射线剂量。

3.标测检查方法

（1）激动标测。激动标测主要用于ILVT及持续发作的室速。对于ILVT，在左室间隔区寻找比QRS提前的高频低幅电位，即P电位（Purkinje potential）。消融时应以孤立P电位最提前处为靶点。近期也有通过寻找最早舒张期电位为靶点进行消融的方法。

（2）起搏标测。起搏标测主要用于右室流出道室速或发作不持续的室速。寻找起搏时与心动过速时12导联QRS形态完全相同或至少11个QRS形态相同的部位作为消融靶点。

（3）基质标测。基质标测对于器质性心脏病室速，多为折返机制引起。如发作时血流动力学不稳定或难以诱发室速，可以在三维标测系统指导下行基质

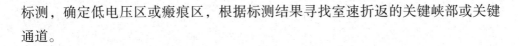

标测，确定低电压区或瘢痕区，根据标测结果寻找室速折返的关键峡部或关键通道。

4.消融参数设置

预设能量及温度取决于是否使用生理盐水灌注导管。非生理盐水灌注时，预设能量为20～30W，预设温度50℃～60℃；生理盐水灌注时的功率一般不超过30W，温度不超过45℃。

（三）室性心律失常术后处理

手术结束后拔除电极导管和鞘管，局部压迫止血后加压包扎，术后监护观察，双下肢制动6～8h，心电监护24h。

第一，完全性房室传导阻滞。消融His束旁室速时可能出现，应尽量远离His束消融。如完全阻滞不能恢复则需要起搏器植入。

第二，冠脉狭窄。冠状动脉口或冠状动脉内消融（见于左室流出道及心外膜室速的消融）可能导致此并发症。如出现，按冠状动脉狭窄处理。

七、快速性心律失常的外科手术

外科治疗快速性心律失常的目的在于切除、隔置、离断参与心动过速生成、维持与传播的组织，从而终止快速心律失常，恢复正常窦性心律，改善心脏功能。自20世纪70年代开始，逐步开始通过外科对各种快速心律失常的病灶和折返环进行标测和消融，切除致心律失常性病灶，治愈心动过速，恢复窦性心律。外科治疗心律失常由于创伤大、手术复杂、费用高昂，不可能常规地广泛应用于临床。特别是心脏介入性治疗迅速发展的今天，心律失常外科手术治疗的领域已逐渐被射频消融治疗所取代。外科手术对于某些介入治疗难以奏效的病例，仍可作为一种最后的选择。对于一些本来需要行心脏外科手术同时合并难治性快速性心律失常的患者，可以同时进行心律失常的外科治疗，如需外科干预的先天性心脏病，严重的冠状动脉粥样硬化性心脏病或心脏瓣膜性疾病等同时合并难治性心律失常。此外，有些外科手术方法，为介入治疗的开展奠定了一定的理论基础，如心房射频线性消融根治房颤的机制，就是根据心房迷宫手术的原理逐步发展而来。

（一）快速性心律失常外科手术适应证

1.室上性快速性心律失常治疗

（1）房室结内折返性心动过速，主要行房室结周间隔冷冻切除术。由于射频消融技术迅速发展以及治疗此类心律失常极高的成功率，绝大多数患者选择导管消融治疗，手术治疗现已很少采用。

（2）房室旁路参与的房室折返性心动过速，主要行房室间旁路切断术，根据房室旁路部位的不同，分别有左侧游离壁房室旁路切断术、右侧游离壁房室旁路切断术、后间隔房室旁路切断术和前间隔房室旁路切断术四种。目前大多数房室旁路可经射频消融治愈，仅有极少数旁路所处位置深藏或位于心外膜，反复导管消融失败，或合并先天性心脏病或后天性心脏或瓣膜疾病需要手术治疗者，可考虑采用外科方法切断。

（3）房性心动过速，主要行心房隔离术，在目前三维电解剖标测时代，通过心内膜激动标测，能精确定位房速的起源点或折返环，导管消融治愈率极高，已很少需要外科干预。

2.心房颤动治疗

对于持续性心房颤动，主要行改良的迷宫手术，多在患者同时合并有需要心脏外科干预的情况下采用，需要外科开胸。对于无合并需心脏外科手术干预情况下的阵发性房颤，在考虑导管消融的同时也可以考虑采用微创胸腔镜技术的Wolf Mini-Maze手术治疗，临床疗效也不错，且可明显减少手术创伤。

3.室性心动过速治疗

最常见于冠心病心肌梗死后，室性心动过速的起源点大多位于左室或室间隔左室面的缺血坏死区域。多在尝试心内膜及心外膜消融无效，充分药物治疗的情况下，患者反复发作危及生命的室性心动过速，植入ICD频繁放电者，或者室壁瘤合并左室射血分数降低及室壁瘤内血栓形成等情况下，可以考虑手术切除室壁瘤及相应的致心律失常病灶。此外长QT间期综合征的患者可以考虑行胸交感神经切断术。

（二）快速性心律失常的外科手术治疗方法

第一，旁路切断术。手术在低温体外循环下进行，采用胸骨正中切口。术者需戴手术放大镜，根据心外膜标测结果进行手术。

第二，心梗后室速的手术方式。大致分为间接和直接两种，间接手术方式如胸交感神经切断术、冠状动脉旁路移植术、室壁瘤切除术等，可获得一定的成功率；直接手术方式包括病灶切除与消融两种。伴室壁瘤的患者通常有室壁瘤切除+心内膜环状切除术；室壁瘤切除+局部心内膜切除术；室壁瘤切除+广泛纤维化心内膜切除几种治疗方式。手术成功的关键在于能否准确定位。术前与术中应做心电生理检查，发作室性心动过速时记录到最早电活动的部位，通常认为是心动过速的起源点，借助标测引导施行心内膜切除（包括心内膜冷冻或激光技术），尽量保留心肌收缩功能，提高手术治疗的成功率。非冠心病引起的室性心动过速的起源点可位于左心室或右心室，取决于原有心脏病变。例如致心律失常性右室心肌病可引起右心室起源的室性心动过速，手术治疗方式包括单纯病灶切除或将右心室游离壁与心脏的其余部分隔离，但因此类疾病多呈进展性，故目前通常不主张行此类手术。

第三，心房颤动的手术方式。目前已较少采用最初的切割和缝合方式行迷宫术，而是采用射频、冷冻或高能聚焦超声等能源拟迷宫手术的切割与缝合造成的透壁性损伤，现多采用射频能源。手术方式分为两种，一种是开胸射频消融手术治疗房颤，通常适于合并其他需外科开胸干预心脏疾病的持续性心房颤动患者；另一种是Wolf微创迷宫手术，通过胸腔镜行双侧肺静脉隔离，左心耳切除及心外膜的部分去迷走神经化治疗，通常适用于无明显器质性心脏病的阵发房颤患者。左心耳血栓形成无法行射频消融时，也可考虑行外科房颤消融。

第三节　心脏瓣膜疾病临床诊疗

一、二尖瓣狭窄球囊扩张成形术

经皮球囊二尖瓣成形术（Percutaneous balloon mltral valvuloplasty，PBMV）为缓解单纯二尖瓣狭窄的首选方法。术后症状和血流动力学立即改善，严重并发症少见，主要应注意减少二尖瓣关闭不全、脑栓塞和心房穿孔所致的心脏压塞，手术死亡率小于0.5%。其近期与远期（5年）效果与外科闭式分离术相似，基本可取代后者。

（一）二尖瓣狭窄球囊扩张成形的适应证

第一，明确适应证：主要有六方面：①二尖瓣口面积1.5cm^2，瓣膜柔软，无钙化和瓣下结构异常（Wilkins超声计分<8分）；②窦性心律，无体循环栓塞史；③不合并二尖瓣关闭不全及其他瓣膜病变；④无风湿活动；⑤年龄在50岁以下；⑥有明确临床症状。

第二，相对适应证：首先，无症状的中、重度二尖瓣狭窄患者（二尖瓣面积1.5cm^2），有肺动脉高压（休息时肺动脉收缩压>50mmHg或运动时60mmHg）但无左房血栓及中、重度关闭不全且瓣膜形态有利于行经皮球囊成形术。其次，有症状（NYHA心功能分级Ⅱ、Ⅲ或Ⅳ级）中、重度二尖瓣狭窄（二尖瓣面积≤1.5cm^2）患者，无左房血栓及中、重度关闭不全，有非柔软化瓣膜却对外科手术有高度危险者。

（二）二尖瓣狭窄球囊扩张成形的禁忌证

第一，相对禁忌证：首先，无症状的中、重度二尖瓣狭窄患者（二尖瓣面积1.5cm^2），无左房血栓及中、重度关闭不全，瓣膜形态有利于行经皮球囊成形术，但患者有新的房颤发作。其次，NYHA心功能分级Ⅱ、Ⅲ或Ⅳ级中、重度二尖瓣狭窄（二尖瓣面积1.5cm^2）患者，有非柔软化瓣膜却对外科手术有低度危险者。

第二，绝对禁忌证：①轻度二尖瓣狭窄患者；②二尖瓣狭窄并中度以上二尖瓣关闭不全；③心腔内有血栓形成；④二尖瓣严重钙化，尤其伴瓣下装置病变者；⑤风湿活动；⑥合并感染性心内膜炎；⑦妊娠期，因放射线可能影响胎儿，除非心功能Ⅳ级，危及母子生命安全；⑧全身情况差或合并其他重要脏器疾病；⑨二尖瓣狭窄并中度以上主动脉狭窄和（或）主动脉瓣关闭不全。

（三）二尖瓣狭窄球囊扩张成形的诊疗方法

1.手术操作方法

（1）器械选择。根据多普勒超声心动图测定二尖瓣环直径选择适宜型号的球囊导管。

（2）造影。穿刺右股静脉，测右心压力及肺动脉的血氧饱和度，右房造影，确定各房室位置。

（3）房间隔穿。①穿刺点的定位：常用或传统的定位方式是根据X线透视影像，后前位在左心房影中下三分之一交界横线与脊椎右三分之一交界纵线的交汇处。②穿刺成功的确认：确定穿刺成功的方法主要根据影像学指征（造影或注射造影剂显影）和血流动力学指征。

（4）左房钢丝和球囊导管的导入。

（5）二尖瓣口的扩张。球囊扩张二尖瓣口是PBMV技术最重要的步骤。球囊直径的选择已经有公认方法，初始扩张时的球囊直径选择主张从小直径开始逐渐增加。

2.手术成功标准

（1）二尖瓣舒张期杂音消失或近于消失。

（2）左房压明显下降。

（3）影像学上完全充盈的球囊从左室自动滑回左房。

（4）无明显二尖瓣反流。

3.术后并发症

（1）室性心律失常。与所有心导管检查一样最常见，发生率98%以上，术中静滴利多卡因、调整导管位置可减少发生。

（2）心脏穿孔和心包填塞。与房间隔穿刺定位不准有关。一般心包填塞进行心包穿刺放液即可缓解，严重者需紧急手术救治。

（3）房间隔缺损。球囊导管穿过房间隔进行PBMV时，术后留有3～5mm的中隔小孔。绝大多数术后48h自动闭合，罕有引起左向右分流。

（4）体循环栓塞。术前应严格检查左房内有无血栓，如有明显血栓，则免做PBMV。对瓣膜钙化，柔软性差的病例，术中应谨慎轻巧地操作。

（5）二尖瓣反流。多为轻度反流，少数病例可造成严重反流，二尖瓣瓣体有明显钙化不均，融合交界有钙化以及瓣下结构有明显融合和缩短者，术后易出现较严重的MR，偶有因术后严重反流引起急性左心衰而致死者。此外，还有报道可引起晕厥、胸痛、急性肺水肿等并发症。PBMV近、远期效果良好，其疗效和外科二尖瓣分离术相仿，同时具有创伤小、康复快等优点。

4.手术注意事项

将球囊导管从股静脉经房间隔穿刺跨越二尖瓣，用生理盐水和造影剂各半的混合液体充盈球囊，分离瓣膜交界处的粘连融合而扩大瓣口。在瓣叶（尤其是前叶）活动度好，无明显钙化，瓣下结构无明显增厚的患者效果更好。对高龄、伴有严重冠心病，因其他严重的肺、肾、肿瘤等疾病不宜手术或拒绝手术、妊娠伴严重呼吸困难、外科分离术后再狭窄的患者也可选择该疗法。术前可用经食管超声探查有无左心房血栓，对于有血栓或慢性心房颤动的患者应在术前充分用华法林抗凝。

二、主动脉瓣狭窄球囊扩张成形术

经皮球囊主动脉瓣成形术（percutaneous balloon aortic valvuloplasty，PBAV），术后瓣膜弹性回缩，术后左室流出道梗阻的缓解程度不大，主动脉瓣口面积增加不明显，瓣口狭窄在术后几月内即达到术前水平，此外，此技术操作死亡率3%；对于高龄、有心力衰竭和手术高危患者，在不适于手术治疗的严重钙化性主动脉瓣狭窄患者仍可改善左心室功能和症状，1年死亡率45%，所以长期治疗效果不佳，现已很少应用于临床。它主要用于四个方面：①由于严重主动脉瓣狭窄的心源性休克者；②严重主动脉瓣狭窄需急诊非心脏手术治疗，因有心力衰竭而具极高手术危险者，作为以后人工瓣膜置换的过渡；③严重主动脉瓣狭窄的妊娠妇女；④严重主动脉瓣狭窄，拒绝手术治疗的患者。

（一）主动脉瓣狭窄球囊扩张成形的适应证

第一，明确适应证。典型主动脉瓣狭窄不伴主动脉严重钙化：心输出量正常时经导管检查跨主动脉瓣压差≥60mmHg，无或仅轻度主动脉瓣反流；对于青少年及成人患者，若跨主动脉瓣压差≥50mmHg，同时合并有劳力性呼吸困难、心绞痛、晕厥或先兆晕厥等症状，或者体表心电图（安静或运动状态下）左胸导联出现T波或ST段变化，亦推荐球囊扩张术。

第二，相对适应证。①新生儿重症主动脉瓣狭窄；②隔膜型主动脉瓣下狭窄。

（二）主动脉瓣狭窄球囊扩张成形的禁忌证

第一，主动脉瓣狭窄伴中度以上主动脉瓣反流。

第二，发育不良型主动脉瓣狭窄。

第三，纤维肌性或管样主动脉瓣下狭窄。

第四，主动脉瓣上狭窄。

（三）主动脉瓣狭窄球囊扩张成形的治疗方法

1.选择球囊导管

（1）球囊大小。选用球囊直径略小或等于瓣环直径，通常选择球：瓣比值为（0.8～1.0）：1或更小。

（2）球囊长度。由于高速血流及脉压差大，过短的球囊不容易使扩张球囊的中央固定于狭窄的瓣膜口，目前除应用通用的3cm长的球囊外，还推荐应用4～6cm长的球囊。

（3）单、双球囊瓣膜成形术的选择。年长儿及青少年瓣环较大，单一球囊难以达到足够的球：瓣比值者，可选用双球囊瓣膜成形术；重症主动脉瓣狭窄的年长儿或成人，可先以较小球囊进行扩张，再以大球囊或双球囊进行扩张。

2.手术操作办法

（1）术前准备。术前常规进行体检、心电图、胸部X线片及超声心动图等检查，初步明确主动脉瓣狭窄的类型及严重程度。

（2）诊断性心导管术。常规股动脉及股静脉插管，肝素100U/kg抗凝，先行右心导管检查；进行左心导管检查，猪尾导管置于升主动脉进行测压和造影，观察主动脉瓣反流程度及瓣口负性射流征。由于瓣口狭窄以及射流的存在，猪尾导管难以直接插至左心室，可取直头导丝经导管伸出于导管头端，操纵导丝插至左室，循导丝插入猪尾导管，但应避免误入冠状动脉，亦可应用端孔导管通过狭窄的主动脉瓣口插至左室。导管入左室后，先行测量左室压力及跨瓣压差，再行长轴斜位左室造影，观察瓣膜狭窄类型，并测量主动脉瓣环及瓣口直径。

（3）球囊扩张术方法。

第一，单球囊主动脉瓣成形术最常用的为逆行股动脉插管法。首先由导管插入260cm长的"J"形加硬导引钢丝至左心室，撤去导管，留置长导引钢丝于左心室内，然后循导丝插入球囊导管，直至主动脉瓣口处。先以少量稀释对比剂扩张球囊，确定球囊中央跨于狭窄的主动脉瓣口。如果球囊位置良好，则用稀释对比剂快速扩张球囊，随球囊腔内压力的增加，腰征随之消失。一旦球囊全部扩张，立即吸瘪球囊。通常从开始扩张球囊至吸瘪球囊总时间为5～10s，反复2～3次，每次间隔5min左右。术中密切注意心率、心律、血压，术毕拔管局部压迫止血，如出血过多需输血。在球囊扩张时为了避免左室射血所引起的球囊来回移动，在球囊扩张时可右室临时起搏加速心率。

第二，双球囊主动脉瓣成形术经皮穿刺一侧股动脉，先以导丝插至股动脉及降主动脉，再循导丝经止血扩张管插入1支导管至左室，并保留1支长导丝于左室；再在对侧股动脉进行穿刺，插入另1支导管至左室，并同样置一支长导丝于左室。先在一侧将球囊导管插至左室，以少量对比剂扩张球囊以调整球囊的位置，然后在对侧插入另一支球囊导管，并调整球囊导管位置，一旦2支球囊导管在合适的位置后，2枚球囊同时进行扩张。由于球囊间留有间隙，因此当球囊扩张时2枚球囊位置相对稳定，而且血压下降幅度较单球囊为小。在某些特殊情况下，也可采用脐动脉、腋动脉及颈动脉插管法（适用于新生儿或小婴儿）行PBAV；不宜动脉插管者，可经房间隔穿刺法（或卵圆孔）行PBAV。

（4）术后处理及随访。

第一，术后局部穿刺处压迫止血，密切观察血压、心率、心律、心电图的改变，术后2h内复查超声心动图，以早期发现可能出现的严重并发症，此外需观察股动脉穿刺侧的足背动脉搏动情况。

第二，术后1、3、6和12个月随访，包括临床检查、心电图及超声心动图。

（四）主动脉瓣狭窄球囊扩张成形术注意事项

1.术后疗效评价

PBAV术后重复测量跨瓣压力阶差，并作升主动脉造影以评价主动脉瓣狭窄解除的情况及是否发生或加重主动脉瓣反流。一般而言PBAV成功的标准为：跨主动脉瓣压差下降50%以上；主动脉瓣口面积增大25%以上；主动脉瓣反流无明显加重。

2.术后并发症及处理

PBAV的并发症远多于PBPV，发生率约40%，因此有一定的危险性，需要有熟练的技术，精确的判断，及时处理可能发生的危急状态，并需要有外科的密切配合。

（1）病死率。总病死率4%左右，大多数发生在新生儿，可达15%~50%，死亡原因除与手术本身有关外，主要与疾病严重程度及伴随疾病有关。

（2）主动脉瓣反流。PBAV后主动脉瓣反流的发生率早期报道不一，大部分为轻度，中至重度反流大约4%，低于外科手术。严重主动脉瓣反流可引起急性左心衰竭，常需做换瓣准备。术后主动脉瓣反流发生的机制还不十分清楚，可能与以下因素有关。

第一，球瓣比值。主动脉瓣反流的严重程度和球瓣比值大小相关，采用球瓣比值≤1.0可明显减少主动脉瓣反流的发生率。

第二，球囊的稳定性。球囊在左室流出道扩张时，左室的有力收缩及左室向主动脉射血，可导致球囊从左室流出道向主动脉瓣口快速运动，从而损伤主动脉瓣，引起关闭不全。因此，保持球囊的稳定性，有可能减少主动脉瓣反流的发生率，同时也有利于提高球囊扩张的成功率。其方法为应用较硬但头端软的导丝和较长的球囊以增加稳定性；右室临时起搏加速心率，由略高于患者静息心率的刺激频率开始，每隔5s逐渐增加起搏频率。当球囊送达主动脉瓣水平时开始加速起搏频率，直到主动脉收缩压下降达50%时开始扩张球囊，通常平均起搏心率200次/min左右，完成球囊扩张术后快速吸瘪球囊，停止心脏起搏。

（3）局部血管并发症。股动脉局部插管处血栓形成和（或）血管损伤，发生率约12%，表现为局部动脉搏动减弱，最后消失，下肢呈缺血状。血栓形成的处理包括肝素、链激酶及尿激酶等治疗，也可局部取栓并行血管损伤修补。对于新生儿及小婴儿，采用颈动脉或脐动脉插管可减少股动脉插管引起的并发症；应用小号球囊导管及减小球瓣比值可明显减少血管损伤的发生率。

（4）左心室及升主动脉穿孔。导引导丝头端过硬及导管过于坚硬，在推送过程中可引起心室壁及升主动脉穿孔。球瓣比值超过1.2时，球囊扩张可引起主动脉壁、主动脉瓣及室间隔撕裂。主动脉破裂可引起内出血、血压下降和休克；左心室穿孔则引起心包积血、心脏压塞。一旦诊断明确，需快速心包穿刺减压，早期开胸手术修补心脏穿孔。因此，操作应轻柔，避免大幅度推送导管头端及顶压心脏壁，球囊选择不宜偏大。

（5）左房室瓣损伤。采用房间隔穿刺经左心房、左房室瓣达左心室途径进行球囊扩张术时，有时可引起左房室瓣撕裂、腱索断裂，导致左房室瓣反流，目前已较少应用该途径。

（6）栓塞。导管操作过程中细小血块、空气或脱落瓣膜小片等都可引起动脉系统栓塞。因此导管操作时需肝素化，注意球囊排气，操作应熟练，防止血栓形成。

（7）心律失常。常见的快速心律失常包括早搏、室上性心动过速、短阵室性心动过速甚至心室颤动。缓慢心律失常包括窦性心动过缓、左束支传导阻滞、房室传导阻滞等。大部分为一过性，严重心律失常需紧急处理，包括球囊导管撤出心脏、药物及器械辅助治疗（电击、起搏器）等。

（8）出血。由于 PBAV 在左心室及动脉高压系统进行操作，尤其在操作导引导丝插入左心室时，或交换导引钢丝、球囊扩张管及普通导管等时，容易引起局部穿刺点及导管接口处出血。因此，操作应规范化，尽量减少导引导丝及导管交换。

三、经皮人工主动脉瓣置入术

经皮人工主动脉瓣置入术（percutaneous aortic valve replacement，PAVR）又称经导管主动脉瓣置入术（transcatheter aortic valve implantation，TVAI），是近年来研发和采用的一种全新的微创瓣膜置换技术。1992年起既有Andersen等多名学者先后报道了经皮主动脉瓣置换的动物试验，并对置入器械进行逐步改进。目前尚没有指南规定经皮主动脉瓣置换术的适应证，但欧洲心胸外科协会、欧洲心血管协会、欧洲心血管介入协会曾达成共识，推荐经皮主动脉瓣置换术主要用于风险较高而且不适宜接受外科手术的患者。

（一）经皮人工主动脉瓣置入术的适应证

经皮人工主动脉瓣置入术（percutaneous aortic valve replacement，PAVR）是一种介入性心脏手术，用于治疗主动脉瓣狭窄。经皮人工主动脉瓣置入术的适应证包括以下方面：

第一，严重主动脉瓣狭窄：主动脉瓣狭窄是指主动脉瓣的关闭不全，导致心脏在将血液泵送到全身时遇到阻力。严重主动脉瓣狭窄患者有呼吸困难、胸痛、疲劳等症状。

第二，高龄或体弱的患者：传统开胸手术对于高风险患者来说风险较大，经皮人工主动脉瓣置入术可以对高龄或体弱的患者进行非开胸手术治疗。

第三，存在手术风险因素：对于一些有严重合并症的患者，如肺部疾病、肾功能不全等，传统开胸手术风险较高，经皮人工主动脉瓣置入术可以成为一种可行的替代方案。

第四，拒绝开胸手术的患者：一些患者拒绝传统的开胸手术，经皮人工主动脉瓣置入术可以为他们提供一种非开胸的心脏手术选择。

（二）经皮人工主动脉瓣置入术的治疗方法

经导管瓣膜置入的方法有三种：前向技术（经房间隔穿刺）、逆向技术和非体外循环直接径路瓣膜置换技术（经心尖）。

第一，前向技术：采用股静脉插管后经房间隔穿刺到达主动脉瓣位置，经静脉穿刺房间隔经左心房—二尖瓣—左心室途径，采取经静脉穿刺房间隔顺行途径，并以220次/min的频率临时起搏右心室降低心排量，快速右室起搏以减少主动脉血流，保持人工瓣膜理想位置后迅速扩张球囊，将人工瓣膜支架置入主动脉瓣环处。此技术成功率高，但可能导致严重的二尖瓣反流和术中血流动力学不稳定，且操作复杂，要求操作者具有较高的心导管技术。

第二，逆向技术：穿刺股动脉，由股动脉路径进行PAVR，通过快速右心室起搏后，在原瓣膜处置入主动脉瓣膜支架，操作过程中导丝经腹主动脉、降主动脉和主动脉弓逆行至主动脉根部至左心室，此途径比较方便快捷，被广泛采用，但主动脉、髂动脉血管条件不佳的患者，不宜采取此径路。

第三，非体外循环直接径路瓣膜置换技术：为经心尖穿刺经导管支架瓣膜置换的方法，可以避免损伤外周血管，减少栓塞、斑块破裂、支架移位、瓣周反流等不良事件的发生率，但要求介入医生有相当的外科基础。

（三）经皮人工主动脉瓣置入术的注意事项

第一，顺行法：顺血流方向经房间隔和二尖瓣，容易通过主动脉瓣，心脏搏动对支架瓣膜影响小、定位准确；使用24F的鞘管可以置入较大型号的瓣膜支架；可应用于伴严重的周围动脉硬化的患者，可避免动脉并发症的发生。但需要穿刺房间隔，操作技术复杂，导管技能要求高，可能造成二尖瓣的损伤；因长期机械应力作用于支架及周围组织，有导致瓣周漏的可能。

第二，逆行法：穿刺股动脉经主动脉途径，操作相对简单，适用于主动脉瓣反流患者。自膨胀机械力可适应扩张的主动脉瓣环，允许放置更长的支架，能够更加紧密地与主动脉瓣环、升主动脉贴附从而不易移位。但支架球囊常难以通过严重狭窄的主动脉瓣口致手术失败，而且不能置入较大的支架瓣膜，对严重周围动脉硬化的患者易引起血栓栓塞，此外是否会导致迟发性主动脉破裂尚待观察。

PAVR在动物试验和初步临床应用中已经取得了较满意的效果，但是目前仍有许多问题有待解决。主动脉根部解剖复杂、手术操作困难、瓣膜支架定位不准确和固定操作均可引起心肌梗死和心包压塞等严重的并发症。目前技术还不能使置入的支架瓣膜与自体主动脉完全贴壁，瓣膜移位和瓣周漏不可避免；血栓栓塞、支架寿命有限均存在潜在的风险。目前置入人工瓣膜支架采用球囊扩张置入方式，需要24F导管，增加了手术难度和血管损伤；现在植入途径多采用前向途径，操作复杂；手术置入过程中的影像学引导需要更为准确的引导技术；术中的远端保护防止自然瓣膜碎片脱落造成的栓塞等问题。但是随着材料学的进步和介入心脏病学经验的不断丰富和积累，现有的一些技术难题会不断攻克解决，为主动脉瓣疾病介入治疗的发展提供良好的技术支持，使主动脉瓣患者从新的治疗方法中获得更大的利益。

四、肺动脉狭窄球囊扩张成形术

经皮球囊肺动脉瓣成形术（percutaneous balloon pulmonary valvuloplasty，PBPV），现已获得广泛应用。随着对PBPV应用的适应证、方法学、手术前后血流动力学、作用机制及随访等深入研究及较大数量的临床应用研究，表明PBPV为简便、有效、安全、经济的治疗PS的首选方法，对于大部分病例，PBPV可替代外科开胸手术。PBPV安全、有效，并发症发生率约5%，总死亡率<0.5%，多见于新生儿、小婴儿及重症患者。

（一）球囊扩张成形术适应证

第一，明确适应证：①典型PS，跨肺动脉瓣压差>40mmHg；②对于青少年及成人患者，跨肺动脉瓣压差＞30mmHg，同时合并劳力性呼吸困难、心绞痛、晕厥或先兆晕厥等症状。

第二，相对适应证：①重症PS伴心房水平右向左分流；②轻、中度发育不良型；③婴幼儿复杂先天性心脏病伴PS，暂不能进行根治术，应用PBPV进行姑息治疗，缓解紫绀；④部分婴儿重症法洛四联症伴PS，可试行球囊瓣膜及血管成形术作为姑息疗法，以缓解紫绀及肺动脉分支狭窄；⑤PS经球囊扩张及外科手术后残余压力阶差；⑥室间隔完整的肺动脉瓣膜性闭锁，右室发育正常或轻度发育不良，可先行射频打孔，再进行球囊扩张术；⑦重症PS伴左室腔小及左室功能低下，可逐步分次行球囊扩张术。

（二）肺动脉狭窄球囊扩张成形术禁忌证

第一，肺动脉瓣下漏斗部狭窄；PS伴先天性瓣下狭窄；PS伴瓣上狭窄。

第二，重度发育不良型PS。

第三，婴儿极重型PS合并重度右室发育不良或右心衰竭。

第四，极重度PS或室间隔完整的肺动脉瓣闭锁合并右心室依赖性冠状动脉循环。

第五，PS伴需外科处理的右房室瓣重度反流。

（三）肺动脉狭窄球囊扩张成形术治疗方法

1.球囊导管的选择

（1）球囊大小：通常选择球囊：瓣环的比值（球瓣比值）为1.2～1.4，瓣膜狭窄严重者，其比值可偏小，瓣膜发育不良者选择的球瓣比值偏大。

（2）球囊长度：新生儿及小婴儿宜选择长度为20mm球囊；儿童和成人可分别选择30mm和40mm球囊。对于年龄大于10岁或体重大于30kg者也可用Inoue球囊导管。

（3）单、双球囊瓣膜成形术的选择：年长儿童肺动脉瓣环直径较大，应用单一球囊难以达到足够的球瓣比值；重症PS时，为了安全有效，可插入1枚较小球囊先行扩张，然后进行双球囊扩张；或者在年龄较小者，单一球囊难以插入血管时，可选用两枚较小球囊导管，以易插入；由于2枚球囊间有空隙，球囊扩张时右心室流出道血流未被完全阻断，可减轻PBPV时对血流动力学的影响。

2.手术操作过程

（1）术前准备。术前常规进行体检、心电图、胸片及超声心动图检查，初步明确PS类型及严重程度。

（2）右心导管检查及右室造影。常规进行右心导管检查，测定跨肺动脉瓣压力阶差。然后行左侧位右心室造影，观察PS的类型及严重程度，并测量肺动脉瓣环直径作为选择球囊大小的依据。

（3）球囊成形术方法。全麻或局麻下行股静脉插管，并监测心电图、动脉血氧饱和度（SaO_2）及动脉血压。根据病情选用单或双球囊扩张术。

第一，单球囊肺动脉瓣成形术：先以端孔导管或球囊端孔漂浮导管由股静脉途径插入肺动脉，然后经导管插入长度为260cm的直头或弯头加硬导引导丝并固定于肺下叶动脉，撤去端孔导管，循导丝插入球囊导管。先以少量1∶3或1∶4稀释对比剂扩张球囊以观察球囊是否恰跨在瓣环中央，如果球囊位置良好，则用稀释对比剂快速扩张球囊，随球囊腔内压力的增加，腰征随之消失。一旦球囊全部扩张，腰征消失，立即回抽对比剂。通常从开始扩张至吸瘪球囊总时间为5~10s，这样可减少由于右心室流出道血流中断时间过长而引起的并发症。通常反复扩张2~3次，有时1次的有效扩张即可达治疗目的。球囊扩张后重复右心导管检查，记录肺动脉至右室的连续压力曲线，测量跨瓣压差，并做左侧位右心室造影以观察球囊扩张后的效果及右心室漏斗部是否存在反应性狭窄。

第二，双球囊肺动脉瓣成形术：为了达到足够的球瓣比值，有些病例需做双球囊扩张术，简易的双球囊直径的计算方法为，一个球囊直径加上另一个球囊1/2直径的和。由左右股静脉进行穿刺插入球囊导管，方法同单球囊扩张术。然后先推送一侧球囊导管直至肺动脉瓣处，以少量稀释对比剂扩张球囊，使瓣口位于球囊中央，然后吸瘪球囊。再推送对侧球囊导管至肺动脉瓣处，使2支球囊导管处于同一水平。2支球囊导管同时以稀释对比剂进行同步扩张，通常2~3次。观察球囊扩张时腰征存在的程度，以判别采用球囊直径是否足够。为了获得满意的扩张效果，选用的2枚球囊的直径和长度应大致相同，以避免由于球囊大小相差的悬殊，在球囊扩张时产生上下滑动，同时尽量使肺动脉瓣口骑跨于球囊导管中央。

第三，Inoue导管球囊扩张术：对于年龄大于10岁或体重大于30kg者较为适

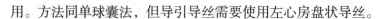

用。方法同单球囊法，但导引导丝需要使用左心房盘状导丝。

（4）术后处理及随访。

第一，术后局部穿刺处压迫止血，重症及小婴儿需重症监护，24h内复查超声心动图。

第二，PBPV后伴右室流出道反应性狭窄者，给予普萘洛尔0.5～1.0mg/（kg·d），分2～3次口服，通常3～6个月。

第三，术后1、3、6和12个月进行随访，复查心电图及超声心动图。

（四）肺动脉狭窄球囊扩张成形术注意事项

PBPV并发症包括以下四种。①严重并发症：下腔静脉—髂静脉连接处撕裂、PV瓣环撕裂、RVOT穿孔心脏压塞、三尖瓣重度反流、球囊导管过长损伤三尖瓣。②轻型并发症：静脉血栓、股静脉撕裂或穿刺部位出血、PV瓣叶撕裂、呼吸暂停、心律失常、房室传导阻滞、反应性RVOT痉挛。③一过性反应：PBPV术中球囊堵塞致右心室压下降、心动过缓和缺氧等。吸瘪球囊，上述反应即消失。因此，行PBPV时应注意：①严格掌握手术适应证。②术前评价PS的解剖与生理。③选择合适的球囊导管，规范操作。对重度PS心导管阻塞瓣口引起的缺氧、晕厥和呼吸骤停，可用Inoue球囊导管、改良经皮二尖瓣球囊成形术（PBMV）时穿过房间隔的方法通过PV瓣口行PBPV。④术中、术后监测生命体征、血流动力学、血氧饱和度、酸碱和水电解质平衡，必要时每隔2小时复查超声心动图1次。

五、经皮人工肺动脉瓣置入术

经皮人工肺动脉瓣置入术（percutaneous pulmonary valve replacement，PPVR），是指经外周静脉途径，通过导管将人工带瓣膜支架置入自体肺动脉瓣处，代替已失去功能的肺动脉瓣，以达到治疗的目的。PPVR术的优势在于：①其手术创伤小，操作相对简单，无须全麻和体肺循环支持，患者容易接受，对于某些合并高危外科手术风险的患者，PPVR术几乎成为其唯一的选择；②PPVR手术比外科手术平均住院天数明显缩短，术后早期结果显示死亡率更低；③PPVR术并发症较少，多在可控范围内；④临床PPVR术后随访结果理想、可靠，已初步证明了其临床应用的可行性；⑤PPVR术可以重复多次进行，即支架内支架术

（valve in valve）。

（一）经皮人工肺动脉瓣置入术适应证

PPVR 术的适应证主要为解剖条件符合，临床上符合外科手术标准，但因进行外科手术风险太大或不愿进行外科手术的患者，包括临床和解剖形态学两个方面。

1.手术临床标准

（1）复杂的先天性心脏病外科手术后有明显右心功能不全。
（2）右室流出道手术后肺动脉瓣重度狭窄及重度关闭不全。
（3）肺动脉瓣缺如。
（4）右室-肺动脉带瓣管道的瓣膜关闭不全。

2.手术解剖形态学标准

（1）由于应用于临床的肺动脉瓣膜支架推送系统较大，因此只适用于年龄在5岁以上、体重在20kg以上的患者。
（2）现有的肺动脉瓣膜支架中的瓣膜主要来源于牛的颈静脉，其大小只适合应用于直径为16~22mm，并且狭窄段长度不超过5mm的管道。

（二）经皮人工肺动脉瓣置入术医疗方法

经皮人工肺动脉瓣置入术具体的操作方法为：先穿刺股静脉及股动脉，通过股静脉将造影导管分别送到右室流出道以及主肺动脉，并进行造影，了解肺动脉瓣情况。如果适合行经导管肺动脉瓣膜置换，则将加硬导丝送到肺动脉分支远端，必要时可以送入双导丝，增加支撑力，建立输送轨道，如果肺动脉瓣膜处有明显钙化及狭窄，可以先通过输送轨道送入球囊，进行预扩张，以便于更好地置入支架。同时将保存在戊二醛中的带瓣膜支架用生理盐水反复冲洗3次，每次5min，将带瓣膜支架折叠在头端带双球囊（balloon in balloon）导管上，外鞘管固定支架，交换鞘管，将输送导管送到肺动脉主干，撤出外鞘管，先部分充盈内球囊，通过显影球囊进行定位，将人工瓣膜定位到原肺动脉瓣膜处；位置理想后，内外双球囊同时扩张，释放带瓣膜支架，最后进行肺动脉瓣膜上造影，评估瓣膜功能。股动脉穿刺用于监测血流动力学，以及进行冠状动脉造影了解带瓣膜支架对冠状动脉是否存在影响。

（三）经皮人工肺动脉瓣置入术注意事项

（1）目前应用于临床的支架瓣膜主要来源于牛颈静脉，其瓣膜大小有限，只适合应用于直径为16～22mm的管道。目前正在研究的解决方法是通过胸腔外小切口，用不透X光的材料将扩张的肺动脉环扎至18mm左右，然后实行PPVR术。此外可采用两端大、中间直径小的支架瓣膜，这在动物实验中已取得初步成功。

（2）Hammock效应（静脉壁悬吊入支架内，使通道变窄）。在加强牛颈静脉壁与支架间的缝合后，目前发生率已明显下降。

（3）支架瓣膜需要直径＞18F以上的输送系统，低龄患儿应用受限。解决办法是未来将支架瓣膜的工艺进一步改进，使其可以压缩至更小的输送管道中。

（4）随访发现较多的残余再狭窄、支架断裂、支架移位等问题。通过术前MRI、血管造影检查及术中球囊测量等方法，选择合适的病例和带膜支架可减少以上并发症的发生。

第四章　代谢病临床诊疗

代谢病临床诊疗是专门针对代谢紊乱引起的疾病的医学领域。代谢病包括各种与身体代谢过程相关的疾病。鉴于此，本章对痛风临床诊疗、脂代谢异常临床诊疗、骨质疏松症临床诊疗、代谢综合征临床诊疗展开论述。

第一节　痛风临床诊疗

"痛风是长期嘌呤代谢紊乱和（或）尿酸排泄减少，血尿酸增高引起组织损伤的一组异质性疾病，临床以高尿酸血症、急性关节炎反复发作、慢性关节炎和关节畸形、痛风石沉积、肾实质性病变和尿酸石形成为特点。"[①]上述临床表现可呈不同的组合，但仅有高尿酸血症，即使合并有尿酸性肾结石，亦不称为痛风。痛风是指高尿酸血症的同时，并发有炎症性关节炎或痛风石等病变的存在。根据血液中尿酸增高的原因，可分为原发性和继发性两大类。原发性痛风是由于先天性嘌呤代谢紊乱所致；继发性痛风是由于其他疾病、药物等引起尿酸生成增多或排出减少，形成高尿酸血症所致。

一、痛风的西医病因病理

（一）痛风病因

尿酸为嘌呤代谢的最终产物，主要由细胞代谢分解的核酸、其他嘌呤类化合物以及食物中的嘌呤，经酶的作用分解而来。嘌呤代谢速度受1-焦磷酸-5-磷酸核糖（PRPP）和谷氨酰胺的量以及鸟嘌呤核苷酸、腺嘌呤核苷酸和次黄嘌呤核苷酸对酶的负反馈控制来调节。嘌呤代谢的首步反应是PRPP和谷氨酰胺受磷酸核糖焦磷酸酰胺转换酶催化生成1-氨基-5-磷酸核糖。人尿酸生成的速度主要取

---

①柳河.新编内分泌代谢病学[M].长春：吉林科学技术出版社，2019：220.

决于细胞内PRPP的浓度，而PRPP合成酶、次黄嘌呤-鸟嘌呤磷酸核糖转化酶、磷酸核糖焦磷酸酰胺转换酶和黄嘌呤氧化酶对尿酸生成具有重要作用。

痛风的重要生化标志是高尿酸血症。尿酸生成增多，或排泄减少，或排泄虽不减少但生成超过排泄，或生成增多与排泄减少同时存在，均可使尿酸累积而出现血尿酸增高。37℃时，血浆尿酸的饱和度约为420 μmol/L（7mg/dL），高于此值即为超饱和，尿酸盐可在组织内沉积而引起痛风的组织学改变。原发性高尿酸血症和痛风发病主要有以下两个方面原因：

第一，肾尿酸排泄减少。在原发性痛风患者中占多数，占90%左右。尿酸排泄主要通过肾小球滤出、肾小管重吸收和肾小管分泌来实现。大多数原发性痛风患者其高尿酸血症的产生，主要是由于尿酸排泄减少，此组疾病属多基因遗传缺陷。尿酸排泄减少主要是由于肾小管分泌减少，肾小球滤出减少，此外肾小管重吸收增加亦可能参与。

第二，尿酸生成增多。限制嘌呤饮食5天后，若每天尿酸排出超过3.57mmol/L（600mg/L），可认为尿酸生成增多。痛风患者中由尿酸生成增多所致者仅占少数，一般不超过10%。酶的缺陷为导致尿酸生成增多的原因。酶缺陷的部位可能有：①PRPP合成酶活性增高，使PRPP量增加；②次黄嘌呤-鸟嘌呤磷酸核糖转换酶部分缺乏，使鸟嘌呤转变为鸟嘌呤核苷酸及次黄嘌呤转变为次黄嘌呤核苷酸减少，导致对嘌呤代谢的负反馈作用减弱；③磷酸核糖焦磷酸酰胺转移酶浓度或活性增高，对PRPP的亲和力增强，对嘌呤核苷酸负反馈作用的敏感性降低；④黄嘌呤氧化酶活性增加，加速次黄嘌呤转变为黄嘌呤，黄嘌呤转变为尿酸。原发性痛风常同肥胖、非胰岛素依赖型糖尿病、高脂血症、动脉粥样硬化性心脏病、原发性高血压等并存，近来研究认为他们可能有共同的发病基础。限制嘌呤饮食可使正常人和原发性痛风患者血尿酸水平降低35.7 ~ 107 μmol/L，故外源性嘌呤对体内尿酸储存亦起相当的作用，但高嘌呤饮食仅对具有痛风体质的人才可成为发病的促发因素。

（二）痛风病理

痛风急性发作期，尿酸盐沉积于关节组织内，被细胞所吞噬，引起细胞坏死，释放激肽等多种炎症因子，导致急性炎症发作。慢性关节炎期，尿酸盐沉积为细小针状结晶，周围被上皮细胞、巨核细胞所包围，沿软骨面、滑囊、耳轮、腱鞘、关节周围组织、皮下结缔组织等处沉积形成痛风石，导致慢性炎症；滑囊增厚，血管翳形成，软骨退行性变，骨质破坏缺损，关节周围组织纤维化，导致关节畸形。尿酸盐沉积于肾小管，常伴间质炎症反应，纤维化、肾小管萎缩、肾小球硬化和肾动脉硬化以及毛细血管基底膜增厚。

二、痛风的临床表现

本病多见于男性，男、女之比约为20∶1，各年龄段均可发病，但大部分在40岁以上，多见于中、老年，女性则多于更年期后发病，常有家族遗传史。

（一）痛风的无症状期

无症状期又称无症状高尿酸血症期，患者仅有血尿酸持续或波动性增高而无临床症状。从血尿酸增高至症状出现时间可长达数年至数十年，有些可以终生不出现症状。因此，高尿酸血症和临床痛风两者之间的界限，不易划分。但随着年龄增长，出现症状的比率增高，其症状出现与高尿酸血症的水平和持续时间有关。

（二）痛风的急性关节炎期

急性关节炎期是原发性痛风最常见的首发症状。劳累、受寒、饮酒、食物过敏、进食高嘌呤饮食、感染、创伤、手术等为发病常见诱因。患者常在午夜突然发病，每每因疼痛而惊醒。最初发作时大多侵犯单一关节，第一跖趾关节为多见，其他受累关节根据发生的频率依次为足弓、踝、跟、膝、腕、指和肘关节，偶有双侧同时或先后发作，后期可发展为多关节炎。关节红、肿、热、痛，活动受限，大关节受累时可有关节腔积液。可伴有发热、头痛、血白细胞数增多、红细胞沉降率增高等。多数患者发病前无前驱症状，但部分患者于发病前有疲乏、周身不适及关节局部刺痛等先兆。初次发作常呈自限性，一般经过1～2天或多至几周后可自然缓解，关节功能恢复，此时受累关节局部皮肤可出现脱屑和瘙痒，为本病特有的症状，但非经常出现。急性期缓解后，患者全无症状，称为间歇期。此期可持续数月或数年，少数患者仅有1次单关节炎，以后不再发作，但多数患者在1年内复发。此后每年发作数次或数年发1次，相当一部分患者有越发越频的趋势，受累关节也越来越多，引起慢性关节炎及关节畸形，只有极少数患者

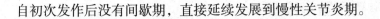

自初次发作后没有间歇期，直接延续发展到慢性关节炎期。

（三）痛风的慢性关节炎期

多因急性关节炎未经治疗或虽治疗而未达到治疗目的，反复发作发展而来。表现为多关节受累，发作较频，间歇期缩短，疼痛日渐加剧，甚至发作后疼痛亦不能完全缓解。少数亦可累及肩、髋、脊柱等关节。尿酸盐结晶可在关节附近肌腱、腱鞘、皮下结缔组织处沉积，形成黄白色赘生物，即痛风石，可小如芝麻，大如鸡蛋或更大，以外耳轮、对耳轮、跖趾、指间、掌指、肘部为多见。痛风石初起质软，随着纤维组织增生，质地越来越硬。关节可因痛风石增大，关节结构及其软组织破坏，纤维组织及骨质增生而导致畸形和活动受限。关节畸形表现为以骨质缺损为中心的关节肿胀，无一定形状且不对称。痛风石经皮肤溃破可有白色粉末状尿酸盐结晶排出，所形成的溃疡不易愈合，但由于尿酸盐抗菌作用，继发性感染较少见。

（四）痛风的肾脏病变

第一，肾结石。痛风患者肾尿酸结石的发生率约为25%，其发生率高低与高尿酸血症程度和24小时尿中排出的尿酸量相关。结石体积大小不一，细砂粒状结石常无症状，常随尿排出而不被患者察觉。较大的结石可引发血尿、肾绞痛及尿路感染表现。由于尿酸结石可透过X射线，故一般腹部平片不能看到，需通过肾盂造影才能证实。

第二，痛风性肾病。由尿酸盐结晶沉积于肾组织引起。早期病变为间质反应和肾小球损害，可有蛋白尿和显微镜下血尿，且间隙出现，随着病程进展，蛋白尿转为持续性，肾功能尤其是浓缩功能受损，夜尿增多、尿比重偏低，进一步发展为肾功能不全。由于痛风常伴有高血压，动脉硬化，肾结石等疾患，所谓痛风性肾病可能是综合因素作用的结果。单纯痛风性肾病一般呈良性经过，由其导致肾衰竭者极为少见。

第三，急性肾衰竭。由于血尿酸急剧增高，大量尿酸盐结晶可在肾小管、肾盂及输尿管沉积，出现少尿甚至无尿，起病突然，可迅速发展为肾衰竭。如不及时处理，可因此致患者死亡。尿酸盐结晶在肾小管沉积引起的急性肾衰竭称为尿酸性肾病，须与痛风性肾病加以区别。

三、痛风的常用实验室检查

第一，血清尿酸测定。血尿酸增高，超过7.0mg/dL，但在急性期血尿酸增高的程度与临床症状的轻重不一定正相关，缓解期可正常，甚至少数急性痛风发作的患者其血尿酸水平亦正常。须反复检查以免漏诊。

第二，尿液尿酸测定。对急性关节炎的诊断意义不大，因有半数以上痛风患者小便尿酸排出正常，但通过尿液检查了解尿酸排泄情况，对选择治疗药物及鉴别尿路结石是否由于尿酸增高引起有所帮助。正常饮食24小时尿酸排出量在600mg以下。

第三，滑囊液检查。急性发作期如踝、膝等较大关节肿胀时，可行关节腔穿刺取滑囊液进行旋光显微镜检查，可发现白细胞内有双折光现象的针形尿酸盐结晶。白细胞计数一般在1000~7000，有时可达50000，主要是分叶核粒细胞。急性发作期检出率在90%。

第四，X线检查。受累关节X线片检查，早期无特征性改变。随着病情发展，病情加重至慢性关节炎期，在软骨缘邻近关节的骨质可有圆形或不整齐的穿凿样透亮缺损，为尿酸盐侵蚀骨质所致，为痛风的X线特征。

第五，痛风石特殊检查。对痛风结节可做活组织检查，或特殊化学检查鉴定，还可做紫外线分光光度计测定，及尿酸氧化酶分解测定。

四、痛风的诊断与鉴别诊断

（一）痛风的诊断

关于痛风诊断国内尚无统一标准。一般多采用美国风湿病协会标准，美国Holmes标准以及日本修订标准。美国风湿病协会关于急性痛风性关节炎的分类标准：第一，滑囊液中查见特异性尿酸盐结晶。第二，痛风石经化学方法或偏振光显微镜检查，证实含有尿酸钠结晶。第三，具备下列临床、实验室和X线征象等12项中6项者：①1次以上的急性关节炎发作；②炎症表现在1天内达到高峰；③单关节炎发作；④患病关节皮肤呈暗红色；⑤第一跖趾关节疼痛或肿胀；⑥单侧发作累及第一跖趾关节；⑦单侧发作累及趾骨间关节；⑧有可疑的痛风石；⑨高尿酸血症；⑩X线显示关节非对称性肿胀；⑪X线摄片示骨皮质下囊肿不伴有质侵蚀；⑫关节炎症发作期间关节液微生物培养阴性。

总而言之，根据典型的关节炎发作表现、诱发因素、家族病史、发病年龄以及泌尿道尿酸结石病史等，可考虑为痛风。血尿酸增高，或滑囊液及痛风石活检发现尿酸盐结晶即可确定诊断。急性关节炎期诊断有困难时，可用秋水仙碱做诊断性治疗；若为痛风，服用秋水仙碱后症状迅速缓解。

（二）痛风的鉴别

第一，风湿性关节炎多发生于青少年，以四肢大关节受累多见，呈游走性疼痛。血清抗链球菌溶血素"O"常增高。

第二，类风湿关节炎以年轻女性为多见。好发于四肢小关节，关节肿胀呈梭形、对称性，关节畸形僵直，类风湿因子阳性。

五、痛风的治疗方法

原发性痛风目前尚无根治方法，但控制高尿酸血症可使病情逆转。①急性期迅速终止急性发作，以秋水仙碱或非甾体抗炎药、糖皮质激素为主，配合清热通络中药治疗。②慢性期使用排尿酸或抑制尿酸合成药物以控制高尿酸血症，或用中药辨证治疗。③防止尿酸结石形成和肾功能损害。根据疾病阶段不同和并发症的不同，采取不同的治疗措施。

（一）饮食调护法

调节饮食，防止过胖。不进高嘌呤食物（心、肝、肾、脑、沙丁鱼、酵母等），严格戒酒，鼓励多饮水，使每日尿量在2000mL以上。尿酸浓度在1000nmol/L（pH6.0以下）时，宜服碱性药物；晨尿呈酸性时，晚上加服乙酰唑胺250mg使尿保持碱性。不宜使用抑制尿酸排泄的药物。

（二）西医治疗法

1.急性期治疗方法

急性期治疗，绝对卧床休息，避免受累关节负重，休息至关节疼痛缓解72小时后恢复活动。因为此间使用降尿酸药物无意义，故应立即给予下列药物：

（1）秋水仙碱：为痛风急性发作的特效药。一般于服药后6～12h症状减轻，24～48h内约90%以上病例能得到缓解。用法：首次剂量1mg口服，以后每小时0.5mg或每2小时1mg口服，直至症状缓解或出现腹泻等胃肠道副作用，但用至最大剂量6mg而病情无改善时应停用。有胃肠道反应者，必要时可缓慢静脉注射给药，剂量为1～2mg以生理盐水10～20mL稀释，注射时间不少于5min，视病情需要，每隔6～8h再给予1mg，总量不超过4mg。治疗过程中应密切注意观察秋水仙碱的副作用，如骨髓抑制、肝细胞损害、精神抑郁、上行性麻痹、呼吸抑制等。血白细胞减少的患者不能使用。

（2）非甾体抗感染药：本类病包括萘普生、布洛芬、保泰松等。本类药物一般在开始治疗时给予接近最大的剂量，而在症状缓解时逐渐减量。此类药物对痛风急性发作的治疗效果接近秋水仙碱，但较秋水仙碱更为温和。

（3）糖皮质激素：能迅速缓解急性发作，但停药后往往出现"反跳"现象，因此，只在秋水仙碱、非甾体抗感染药治疗无效或有禁忌证时采用。如泼尼松，剂量为10mg，每日3～4次。

2.发作间歇期和慢性期治疗方法

（1）排尿酸药：适用于血尿酸增高，肾功能尚好，每日尿排出尿酸不多的患者。常用药物有丙磺舒、磺吡酮、苯溴马隆等。丙磺舒从小剂量0.25g，每日2次开始，2周内增至0.5g，每日2～3次，最大剂量每日不超过2g。磺吡酮从小剂量每次50mg，每日2次开始，10日内递增至每次100mg，每日3次，最大剂量每日不超过600mg。磺吡酮排尿酸作用较丙磺舒强而副作用较丙磺舒少。苯溴马隆每日1次，25～100mg。服药期间宜大量饮水及碱化尿液。

（2）抑制尿酸合成药：本类药主要有别嘌醇，其作用机制是通过抑制黄嘌呤氧化酶使尿酸生成减少。适用于尿酸生成过多，对排尿酸药过敏或无效，以及不适宜使用排尿酸药的患者。剂量为每次100mg，每日2～4次，最大剂量每日可用至600mg，与排尿酸药同用可加强疗效，能促进尿酸盐沉积物动员出来，使组织中的痛风石溶解，特别适用于痛风石严重而肾功能良好的患者。副作用有胃肠道不适，皮疹、发热，肝和骨髓损害等。

（3）其他：关节活动障碍可进行理疗或体疗。痛风石较大或经皮溃破，可行手术将痛风石剔除。

六、痛风的预防与调护

应节制饮食，避免大量进食高嘌呤食物，如动物内脏、沙丁鱼、发酵食物等，严格戒酒，防止过胖。避免过度劳累、紧张、受寒、关节损伤等诱发因素。要多饮水帮助尿酸排出，在使用排尿酸药时，不宜使用抑制尿酸排泄的药物如水杨酸、乙酰吡嗪、噻嗪类利尿药等。对患者的家族进行普查，及早发现无症状的高尿酸血症者。定期复查，如血尿酸高达420μmol/L以上时，应使用促进尿酸排泄或抑制尿酸生成的药物，以使血尿酸恢复正常，从而防止痛风的发生。原发性痛风目前尚无彻底治愈的方法，但对症状及病程进展能加以控制，使之逆转。

第二节　脂代谢异常临床诊疗

脂代谢异常是由于体内脂质代谢紊乱形成的血浆脂质中一种或多种成分的浓度超过正常高限的一种疾病，也称为高脂血症。血浆胆固醇（TC）和（或）三酰甘油（TG）异常增高可直接引起一些严重危害人体健康的疾病，是动脉粥样硬化、冠心病、胰腺炎等的罪魁祸首。

一、脂代谢异常的病理生理

食物中的脂肪经消化吸收后由肠道以乳糜微粒（CM）的形式分泌入血，这种富含三酰甘油的脂蛋白（TGRL）被脂蛋白脂酶（LPL）脂解成CM残体，经肝清除。肝分泌富含TG的极低密度脂蛋白（VLDL），经LPL脂解，并与高密度脂蛋白（HDL）进行TG和胆固醇酯的交换，变为VLDL残体，部分被肝摄取，部分变成低密度脂蛋白（LDL），随后主要在肝清除，小部分由其他组织清除。脂蛋白的产生和代谢过程某些环节的功能缺陷，即可导致脂代谢异常。脂代谢异常时，巨噬细胞大量摄取低密度脂蛋白胆固醇（LDL-C），转化为泡沫细胞，沉积于动脉，形成了动脉粥样硬化的病理生理基础。

二、脂代谢异常的临床表现

第一，通常情况下，多数患者并无明显症状，往往是由于体检或其他原因进行血液生化检查时才发现脂蛋白水平升高。

第二，多数患者无异常体征。①黄色瘤：分为眼睑黄色瘤（见于眼睑周围）、掌皱纹黄色瘤（见于手掌及手指的皱纹处）、结节性黄色瘤（见于肘、膝、指节等伸侧及踝、髋、臀等部位）、疹性黄色瘤（见于腹壁、背部、臀部及其他容易受压部位，口腔黏膜有时也受累）、结节疹性黄色瘤（见于四肢伸侧）、肌腱黄色瘤（见于肌腱）。②角膜弓：又称老年环，若在40岁以下出现，则多伴有高脂血症。③高脂血症眼底：严重的高三酰甘油血症，使富含三酰甘油的大颗粒脂蛋白沉积于眼底的小动脉而产生的眼底改变。④肝大，脾大：三酰甘油沉积于网状内皮可致肝大、脾大。

三、脂代谢异常的诊断

（一）病史和体征

首先应询问有否血脂异常和早发CHD的家族史。血脂检查的重点对象是：①已有CHD，脑血管病或周围血管病者；②有高血压、糖尿病、肥胖、吸烟者；③有CHD或动脉粥样硬化病家族史者，尤其是直系亲属中有早发CHD或其他动脉粥样硬化性疾病者；④有黄色瘤者；⑤家族性高脂血症者。为了提高血脂异常的检出率，指南建议：20岁以上的成年人至少每5年测定一次；40岁以上的男性和绝经后女性应每年测定一次；缺血性心血管病及高危人群则应每3～6个月测定一次血脂。

血脂异常早期不一定出现临床症状和体征，但时间长可出现一些临床表现：①各种皮肤黄色瘤：血清TC升高者可有皮肤扁平或肌腱处黄瘤，多见于FH。由于血清CM和VLDL残粒增加所致掌纹黄色瘤，结节发疹性黄色瘤，在Ⅲ型高脂蛋白血症多见。结节性黄色瘤可见于血清VLDL长期升高的患者；②跟腱增粗：常见于FH患者，由于长期血清TC升高沉积于跟腱上，足部侧位X线片可见跟腱影增粗至9mm以上（正常范围6.3mm±1.2mm）；③老年环（又称角膜环）：40岁以前出现者提示有长期血清LDL升高；④血清CM或TG升高可有腹痛及胰腺炎的反复发作，肝脾大；⑤长期血清TG升高患者往往伴有肥胖尤其是中心性肥胖；⑥严重CM血症患者的血清TG可高达11.3～22.5μmol/L（1000～2000mg/dL）以上，可出现脂性视网膜病变，眼底检查可见视网膜动脉与静脉呈鲑鱼网样粉红色或称"番茄酱"样改变。

（二）诊断标准

由于血脂异常的临床表现较少，故血脂异常的诊断主要依靠实验室检查。作为一般的临床诊断检查，测定TC、TG、HDL-C及LDL-C四项指标即可。但需注意受检查者必须是空腹12h以上，且抽血前的最后一餐禁饮酒及高脂肪饮食。若测定结果异常，应在两周后复查，若仍异常则可确诊。

国际上对血脂异常的诊断并无统一的标准，由于TC，LDL-C等血脂水平与缺血性心血管病的发病危险的关系是连续的，并无明显的转折点，因此诊断血脂异常的切入点只能是人为制定的。

诊断血脂异常后，应通过询问病史和体检以及其他相关的辅助检查，明确其为原发性或继发性血脂异常，是否已存在CHD或其他动脉粥样硬化性疾病，有无除血脂以外的其他致动脉粥样硬化的危险因素如高血压、糖尿病、肥胖、吸烟及年龄和性别因素等，以便对血脂异常者进行危险分层的评估。缺血性心血管病的危险不仅取决于个体具有某一危险因素的严重程度，还取决于个体同时具有危险因素的数目。危险因素的数目和严重程度共同决定了个体发生心血管疾病的危险程度。根据我国缺血性脑卒中约为冠心病的两倍以上的特点，我们所称的缺血性心血管病的危险包括冠心病和缺血性脑卒中。这样能更恰当地反映血脂异常对我国人群健康的危害。因此，中国成人血脂异常防治指南用"综合危险"来全面评判缺血性心血管病的危险程度，其含义有两点：①指多种心血管病危险因素所导致的同一疾病的危险总和；②指多种动脉粥样硬化性疾病（如冠心病和缺血性脑卒中）的发病危险的总和。

（三）家族性高脂血症

1.家族性高胆固醇血症（FH）诊断

常规诊断FH的实用方法是准确测定TC和TG浓度。如果为单纯性高胆固醇血症，且TC浓度超过9.1mmol/L（350mg/dL），诊断FH几乎无困难。若同时发现其他表现则更支持FH的诊断。这些表现包括患者或其第一级亲属中有肌腱黄色瘤，第一代亲属中有高胆固醇血症者，患者家庭成员中有儿童期就被检出有高胆固醇血症者。对于杂合子FH，TC浓度在6.5～9.1mmol/L（250～350mg/dL），若同时有上述其他特征之一者，则可做出FH的诊断。有人根据患者的家族史，检出时的年龄和TC水平，提出了FH的诊断标准，其特异性和敏感性分别为98%和87%。

需要与FH相鉴别的是多基因高胆固醇血症。一般而言，典型的多基因高胆固醇血症者其TC水平仅轻度升高，在儿童期并不表现出来，不伴有肌腱黄色瘤，在第一级亲属中也不表现显性遗传。然而早发性CHD的阳性家族史对两者鉴别无帮助，因为在FH和多基因高胆固醇血症均可有早发性CHD的阳性家族史。大约10%的FH患者亦同时有高甘油三酯血症。对于这一部分患者，难以与家族性混合型高脂血症相鉴别，除非同时发现患者有上述其他的临床特征。

诊断纯合子FH通常无太大困难，典型者在儿童时期TC水平超过15.6mmol/L（600mg/dL），其亲生父母亦有高胆固醇血症。患者常在儿童时期出现特征性表皮黄色瘤，且首先就诊皮肤科，所以常是首先由皮肤科医师做出诊断。FH的确诊有赖于对LDL受体功能分析和LDL受体基因的检测。

2.家族性混合型高脂血症（FCH）诊断

（1）与家族性高甘油三酯血症（FHTG）比较：在FCH时，过多产生的是正常或小颗粒的VLDL，而FHTG是过多产生大颗粒的富含甘油三酯的VLDL，表现为单纯性TG升高，分类为Ⅳ型或V型高脂蛋白血症。此外，家庭成员中早发性CHD的危险性并无明显增加。

（2）与家族性异常β-脂蛋白血症（FD）比较：FD表现为血TC和TG水平同时升高，主要是由于VLDL浓度增加所致。所以，FD与FCH的鉴别有时是非常困难的。但是，FD患者常伴随肘关节或膝关节处结节性黄色瘤或掌黄色瘤，并有特征性的生化改变。

（3）与家族性高胆固醇血症（FH）比较：FH虽然主要是表现为TC浓度明显增加，但有时亦可伴有轻度的高甘油三酯血症。表现为Ⅱb型高脂蛋白血症。FH患者常有各种黄色瘤，尤其是出现于跟腱、伸肌腱、膝和肘关节等部位的黄色瘤，具有诊断价值，而FCH者则多无黄色瘤。LDL受体的功能是正常的。此外，FCH者发生高脂血症的年龄较晚，而FH者则较早，曾有报道FH在1岁前就发生高胆固醇血症者。

3.家族性异常β–脂蛋白血症（FD）诊断

目前在临床上尚没有诊断FD的简便可靠方法。不过有些特征可提示和支持该症的诊断。对于血浆TC浓度和TG浓度均明显升高且程度相当（例如，都接近400mg/dL）者，应想到FD。曾经认为，FD患者的血浆TC和TG浓度波动很大。但最近的研究结果表明，该症患者的血脂浓度波动并无明显的特征性。

4.家族性高甘油三酯血症（FHTG）诊断

FHTG是一种常染色体显性遗传性疾病。在一般人群中，估计该症的患病率为1/300～1/400。血浆中TG水平通常为3.4～9.0mmol/L（300～800mg/dL）。VLDL中的载脂蛋白含量正常，其中TC与TG的比例低于0.25。FHTG患者的另一个特征是LDL-C和HDL-C水平低于一般人群的平均值。

轻到中度高TG血症常无特别的症状和体征。若血浆TG浓度达11.3mmol/L（1000mg/dL）或更高时，常可发现脾大，伴有巨噬细胞和肝细胞中脂肪堆积。在躯干和四肢近端的皮肤可出现疹状黄色瘤，也可见于四肢远端。高TG血症的主要危险是易发生急性出血性胰腺炎。在某些家系中，可有两名或多名成员血浆TG水平明显升高，这提示该家系中可能存在独特的遗传缺陷，或合并有其他的遗传缺陷，干扰了体内甘油三酯的代谢。后者可能更为多见，因为FHTG患者常同时合并有肥胖、高尿酸血症和糖耐量异常。中等度高甘油三酯血症患者合并糖尿病时，常引起血浆中VLDL明显增加，并会出现空腹乳糜微粒血症。

四、脂代谢异常的治疗方案

（一）生活方式治疗

第一，饮食治疗：饮食结构可直接影响血脂水平的高低。减少饱和脂肪酸和胆固醇的摄入，增加不饱和脂肪酸的摄入；选择能降低LDL-C的食物，如植物固醇和可溶性纤维，如豆类和黑木耳等；多食新鲜水果与蔬菜，有足够的维生素、矿物质、植物纤维及微量元素；适当减少食盐摄入；低糖饮食；总热量应达到保持理想体重等。

第二，运动治疗：运动可以增强心肺功能，改善胰岛素抵抗和葡萄糖耐量，减轻体重，改善血脂。运动应该选择合适的强度与频次，同时注意安全保护，避免发生意外。

第三，其他：避免过度饮酒，戒烟，超重者应减轻体重，消除过度的精神紧张等。

（二）药物介入治疗

第一，他汀类：又称羟甲基戊二酰辅酶A（HMG-CoA）还原酶抑制剂。①作用：以降TC和LDL-C为主，兼有降低TG和升高HDL-C的作用。②适用人群：主要适用于高胆固醇血症，采用大剂量他汀类药物可以对混合型高脂血症进行治疗，对轻度、中度高三酰甘油血症也有一定的疗效。③主要药物：阿托伐他汀10～80mg，每晚1次；洛伐他汀10～40mg，每晚1次；辛伐他汀20～40mg，每晚1次；普伐他汀10～40mg，每晚1次；氟伐他汀40～80mg，每晚1次。

第二，贝特类：又称纤维酸衍生物类或苯氧酸类（fibric acid）。①作用：降低TG。②适用人群：主要适用于高三酰甘油血症或以TG升高为主的混合型高脂血症。③主要药物：非诺贝特（又名力平之）100mg，3/d（每天口服三次），或微粒型200mg，1/d；苯扎贝特200mg，3/d，或缓释型400mg，1/d；吉非罗齐300mg，3/d，或600mg，2/d，或缓释型900mg，1/d。

第三，烟酸类。①作用：以降低TG为主，兼有降低TC、LDL-C及升高HDL-C的作用。②适用人群：适用于各种类型的血脂异常者。③主要药物；烟酸100mg，3/d；阿昔莫司（又名乐脂平）250mg，1～3/d。

第四，胆酸螯合剂。①作用：以降TC和LDL-C为主，兼有降低TG和升高HDL-C的作用。②适用人群：适用于单纯高胆固醇血症或与其他调脂药物合用治疗混合型高脂血症。③主要药物：考来烯胺4～20g，每晚1次或2/d，口服；考来替泊5～20g，每晚1次或2/d，口服。

第五，其他调脂药。①胆固醇吸收抑制药；主要药物依折麦布10mg，1/d。对HDl-C具有轻微作用，与他汀类药物合用时，增强其对HDL-C的作用。②胆固醇酰基转移酶（ACAT）抑制剂：主要药物阿伐麦布（50～500mg/d）。主要降低TC，降脂作用很强，是阿托伐他汀的3～4倍。③主要药物多烯康（1.8g，3/d）、脉乐康（0.45～0.9g，3/d），鱼油烯康（1.0g，3/d）。抑制肝内脂质及脂蛋白合成，促进胆固醇从粪便中排出，可降低TC、TG，升高HDL-C，同时还可抑制血小板聚集及减少血栓形成的作用。有出血倾向的患者禁用。

（三）特殊人群治疗

1.糖尿病血脂异常

（1）TLC：控制饮食，适量运动，保持理想体重。

（2）控制血糖水平：控制血糖对糖尿病患者改善血脂有重要作用。

（3）调脂药物治疗：调脂药物治疗可显著降低糖尿病患者的心血管危险性，降低血LDL-C仍应视为首要治疗目的。糖尿病是冠心病的等危症，糖尿病理想的胆固醇水平为LDL-C（0～2.6mmol/L），临床上应首选他汀类降脂药物。对于既有糖尿病又有冠心病的患者，应强化降脂治疗，不管基线LDL-C水平如何，都应该试图将LDL-C水平降至较低水平，如<70mg/dL（1.82mmol/L）是合理的；大多数糖尿病患者，即使没有明确的冠心病也属于高危，这些患者发生冠心病风险与已经患冠心病的非糖尿病患者风险一样，降脂治疗可减少这类患者的心血管风险，应将LDL-C降低至<100mg/dL（2.60mmol/L）；对LDL-C<100mg/dL（2.60mmol/L）的这类患者是否开始使用降低LDL-C药物治疗，必须进行临床判断。

2.代谢综合征血脂异常

（1）TLC：指导饮食，加强控制体重并鼓励适当的体力活动。

（2）调脂药物治疗：代谢综合征的血脂紊乱，主要表现为高TG和（或）低HDI-C代谢综合征的调脂靶点仍为LDL-C，调脂药物首选他汀类，其次选胆酸螯合树脂类或非诺贝特。三个月后复查，如未达到LDL-C目标值，考虑加用药物治疗，同时要开始对代谢综合征的治疗。

3.急性冠状动脉综合征患者血脂异常

患者在近期可能反复发生冠状动脉事件，应强力降低胆固醇以减少心肌缺血事件的发生，应在住院后立即或在24h内进行血脂测定。如果入院时基线LDL-C相对较低，甚至LDL-C水平<70mg/dL（1.82mmol/L），一个标准剂量的他汀类即可；如果LDL-C基线水平较高，或许需要一个大剂量他汀类或者一个标准剂量他汀类联合依折麦布、胆酸螯合药或烟酸。对于急性冠状动脉综合征患者行冠状动脉血管重建术（PCI或CABG）后的患者，住院早期即应在治疗的基础上开始他

汀类降脂药物治疗。尽管早期他汀类药物治疗的短期效果尚未确定，但降脂治疗的安全性与出院前开始使用他汀类药物和远期预后的相关证据支持尽早启用他汀类治疗。

4.其他人群血脂异常

（1）老年人：高脂血症使老年人发生冠心病事件的可能性仍存在，积极治疗血脂异常是老年人心血管疾病预防的重要组成部分。防治可参照成年人中的防治原则，在TLC的基础上，应选择最安全的调脂药物，使用常规标准剂量，病情需要时酌减剂量，尽量避免或减少同时服用同一代谢途径的药物，降脂不宜过剧、过急。

（2）女性：高三酰甘油血症和低高密度脂蛋白血症是女性冠心病发病的独立危险因素已经得到共识。女性冠心病与其不同年龄段的体内雌激素变化有关。绝经期前女性除非有严重危险因素，一般冠心病发病率低，故可用非药物方法防治，如有严重危险因素及高脂血症者方考虑药物防治。绝经期后女性高脂血症发生率升高，冠心病危险性也增加，故应积极治疗。除上述药物外，雌激素替代疗法对降低血脂也有效。

5.特殊人群治疗注意事项

（1）动态监测：TIC治疗后3~6个月复查血脂水平，如能达到要求继续治疗，但仍需每6~12个月复查，如持续达到要求，则每年复查1次。药物治疗开始后6周复查血脂水平，如能达到要求，逐步改为每6~12个月复查1次。如开始治疗3~6个月复查血脂仍未达到要求，则调整剂量或药物种类，3~6个月后复查，如达到要求后延长为每6~12个月复查1次，未达到要求则考虑再调整用药剂量或联合用药种类。

（2）长期治疗：如果血脂水平已经达标，调脂药物一般需长期服用，有的甚至需要终身服用，并坚持TLC治疗。对心血管病的高危患者（包括有多重危险因素的患者），冠心病及冠心病等危症患者、急性冠状动脉综合征及冠状动脉血管重建术后患者，还要强化或更积极地降脂治疗。

（3）关于联合用药：降脂治疗首先考虑单种药物治疗，进行联合用药应十分慎重，应考虑疗效与风险；若必须联合用药时，也不容迟疑。联合用药时应注意，两种药物起始剂量要小；服用时间应错开；常随访、定期检测肝功能和血清肌酸磷酸激酶（CK）；必要时加用保肝药物；丙氨酸氨基转移酶（ALT）大于正常上限3倍、CK大于正常上限5倍，应考虑减量或停药。

高脂血症很容易导致心血管疾病的发生，严重危害健康。所以，应加强保健意识，采取合理措施，预防和控制该症的发生。

第三节　骨质疏松症临床诊疗

骨质疏松症（OP）是一种以骨量低下，骨微结构破坏，导致骨脆性增加，易发生骨折为特征的全身性骨病。骨质疏松症是以骨强度下降、骨折风险性增加为特征的骨骼系统疾病，骨强度反映骨骼的两个主要方面，即骨矿密度和骨质量。

骨质疏松症分为原发性和继发性两大类。原发性骨质疏松症又分为绝经后骨质疏松症（Ⅰ型），老年性骨质疏松症（Ⅱ型）和特发性骨质疏松（包括青少年型）三种。本节主要分析Ⅰ型骨质疏松症和Ⅱ型骨质疏松症。绝经后骨质疏松症一般发生在妇女绝经后5～10年内；老年性骨质疏松症一般指老人70岁后发生的骨质疏松。中医可将其归属为"骨痹"范畴。

一、骨质疏松症的诊断要点

（一）骨质疏松症的临床表现

临床表现疼痛，脊柱变形和发生脆性骨折是骨质疏松症最典型的临床表现。但许多骨质疏松患者早期常无明显的症状，往往在骨折发生后经X线或骨密度检查时才发现已有骨质疏松改变。

第一，疼痛：患者可有腰背疼痛或周身骨骼疼痛，负荷增加时疼痛加重或活动受限，严重时翻身、起坐及行走困难。

第二，脊柱变形：骨质疏松严重者可有身高缩短和驼背，脊柱畸形和伸展受限。胸椎压缩性骨折会导致胸廓畸形，影响心肺功能。腰椎骨折可能会改变腹部解剖结构，引起便秘、腹痛、腹胀、食欲减低和过早饱胀感等。

第三，骨折：脆性骨折是指低能量或非暴力骨折，如日常活动而发生的骨折为脆性骨折。常见部位为胸、腰椎、髋部、桡尺骨远端和肱骨近端。其他部位也可发生骨折。发生过一次脆性骨折后，再次发生骨折的风险明显增加。

（二）骨质疏松症的危险因素与风险评估

第一，骨质疏松症危险因素。固有因素如人种（白种人和黄种人患骨质疏松症的危险高于黑种人），老龄、女性绝经，母系家族史。非固有因素如低体重、性腺功能低下、吸烟、过度饮酒、饮过多咖啡、体力活动缺乏、制动、饮食中营养失衡、蛋白质摄入过多或不足、高钠饮食、钙和（或）维生素D缺乏（光照少或摄入少）、有影响骨代谢的疾病和应用影响骨代谢药物。

第二，骨质疏松症风险评估。对个体进行骨质疏松风险评估能为尽早采取合适的防治措施提供帮助，临床上评估方法较多，可通过根据年龄和体重进行快速评估。

第三，骨质疏松性骨折的风险预测。骨折风险预测简易工具（FRAX）可用于计算10年发生髋部骨折及任何重要的骨质疏松性骨折发生概率。由于我国目前尚缺乏系统的药物经济学研究，所以尚无中国依据FRAX结果计算的治疗阈值。临床可参考其他国家资料，根据个人情况酌情应用。

（三）骨质疏松症的检查

第一，基本检查项目。对已诊断和临床怀疑骨质疏松的患者至少应做两项基本检查。①骨骼X线片：关注骨骼任何影像学的改变与疾病的关系；②实验室检查：血常规、尿常规；肝、肾功能；钙、磷，碱性磷酸酶、血清蛋白电泳等。原发性骨质疏松症通常血钙、磷和碱性磷酸酶值在正常范围，当有骨折时血碱性磷酸酶值水平有轻度升高。如以上检查有异常，需要进一步检查或转至相关专科做进一步鉴别诊断。

第二，酌情检查项目。为进一步鉴别诊断的需要，可酌情选择性地进行以下检查，如血沉、性腺激素、尿钙和磷、甲状腺功能、皮质醇、血气分析、血尿轻链、肿瘤标志物甚至放射性核素骨扫描、骨髓穿刺或骨活检等检查。

第三，骨转换生化标志物：即骨组织本身的代谢（分解与合成）产物，简称骨标志物，分为骨形成标志物（代表成骨细胞活动及骨形成时的代谢产物）和骨吸收标志物（代表破骨细胞活动及骨吸收时的代谢产物，尤其是骨基质降解产物）。正常人不同年龄段及各种代谢性骨病时，骨转换标志物在血液循环或尿液中水平会发生不同程度变化，代表全身骨骼动态状况。此类测定有助于判断骨转换类型、骨丢失速率、骨折风险评估、了解病情进展、干预措施的选择以及疗效监测等。有条件可选择性测定以指导临床决策。

（四）骨质疏松症的诊断标准

因目前尚缺乏直接测定骨强度的临床手段，故骨密度或骨矿含量测定是骨质疏松症临床诊断及评估疾病程度的客观量化指标。

第一，脆性骨折：凡有过非暴力性的脆性骨折（由于轻微损伤引起，如从站立的高度或较低处跌倒而致骨折），临床上即可诊断骨质疏松症。这是骨强度下降的明确体现，故也是骨质疏松症的最终结果及合并症。绝经后妇女或老年男性在无外伤情况下发生中、下段胸椎或腰椎压缩性骨折者也可诊断为骨质疏松症。

第二，诊断标准（基于骨密度测定）：临床上采用骨密度（BMD）测量作为诊断骨质疏松、预测骨质疏松性骨折风险，检测自然病程以及评价药物干预疗效的最佳定量指标。骨密度是指单位体积（体积密度）或者是单位面积（面积密度）的骨量。临床常用的骨密度及骨测量的方法是双能X线吸收测定法（DXA）。基于DXA测定：骨密度值低于同性别，同种族健康成人骨峰值不足1个标准差属正常；降低1～2.5个标准差为骨量低下（骨量减少）；降低程度等于或大于2.5个标准差为骨质疏松；骨密度降低程度符合骨质疏松诊断标准同时伴有一处或多处骨折时为严重骨质疏松。

骨密度通常用T值（T-Score）表示，T值=（测定值−骨峰值）/正常成人骨密度标准差。

二、骨质疏松症的治疗方法

一旦发生骨质疏松性骨折，生活质量下降，出现各种合并症，可致残，致死。所以骨质疏松症的预防比治疗更现实和重要。骨质疏松症的预防和治疗策略包括基础措施、药物干预及康复治疗三个方面。预防与治疗的最终目的是避免发生骨折或再次骨折，总的治疗原则为缓解疼痛、增加骨量、减少骨折。

（一）基础治疗措施

基础措施的适用范围包括骨质疏松症初级预防和二级预防，以及骨质疏松症药物治疗和康复治疗。

第一，调整生活方式：①富含钙、低盐和适量蛋白质的均衡膳食；②适当户外活动和日照，有助于骨健康的体育锻炼和康复治疗；③避免嗜烟、酗酒，慎用影响骨代谢的药物；④采取防止跌倒的各种措施，注意是否有增加跌倒危险的疾病和药物；⑤加强自身和环境的保护措施（包括各种关节保护器）等。

第二，钙剂：钙摄入可减缓骨的丢失，改善骨矿化。我国营养学会制定成人每日钙摄入推荐量800mg（元素钙量）是获得理想骨峰值、维护骨骼健康的适宜剂量，绝经后妇女和老年人每日钙摄入推荐量为1000mg，目前尚无充分证据表明单纯补钙可以替代其他抗骨质疏松药物治疗。高钙血症时应避免使用。另应注意避免超大剂量补充钙剂以防潜在增加肾结石和心血管疾病风险。

第三，维生素D：促进钙吸收，对骨骼健康，保持肌力，改善身体稳定性，降低骨折风险有益。成人推荐剂量为200U（5ug）/d，老年人推荐剂量为400～800U（10～20ug）/d。维生素D用于治疗骨质疏松症时，剂量可为800～1200U，还可与其他药物联合使用。老年人或肝肾功能障碍者推荐活性维生素D。使用时注意个体差异和安全性，定期监测血钙和尿钙，酌情调整剂量。

（二）药物干预治疗

药物干预，抗骨质疏松药物种类很多，作用机制以抑制骨吸收或促进骨形成为主，也有一些多重作用机制的药物。其疗效判断包括是否能提高骨量和骨质量，是否最终降低骨折风险。

1.抑制骨吸收作用类

（1）双膦酸盐类：双膦酸盐类与骨骼羟磷灰石有高亲和力的结合，特异性结合到骨转换活跃的骨表面上抑制破骨细胞的功能，从而抑制骨吸收。不同的双膦酸盐类抑制骨吸收效力差别很大，临床使用时剂量及用法亦各有不同。国内上市的5类双膦酸盐类药物（阿仑膦酸钠、依替膦酸钠、伊班膦酸钠、利噻膦酸钠、唑来膦酸钠）经SFDA批准，均可用于绝经后骨质疏松症，阿仑膦酸钠还可用于男性骨质疏松症和糖皮质激素诱发的骨质疏松症。对于胃及十二指肠溃疡，反流性食管炎者慎用阿仑膦酸钠及利噻膦酸钠；肾功能损害，孕妇及哺乳期妇女慎用依替膦酸钠；肌酐清除率<35mL/min患者禁用伊班膦酸钠及唑来膦酸钠。静

脉输注含氮双膦酸盐类可引起一过性发热、骨痛和肌痛等类流感样不良反应，多在用药3天后明显缓解，症状明显者可用非甾体抗炎药或解热镇痛药对症治疗。此外患有严重口腔疾病或需要接受牙科手术的患者不建议使用，以防发生下颌骨坏死。目前尚不清楚双膦酸盐类治疗的最佳疗程。

（2）降钙素类：作为一种钙调节激素，降钙素能抑制破骨细胞的生物活性和减少破骨细胞的数量，从而阻止骨量丢失并增加骨量。此外，降钙素能明显缓解骨疼痛，对于骨质疏松性骨折或骨骼变形所造成的慢性疼痛及骨肿瘤致骨痛均有效，临床更适用于疼痛症状明显的骨质疏松症患者。降钙素总体安全性良好，少数患者可见面部潮红，恶心等不良反应，偶有过敏现象，按照药品说明书要求确定是否做过敏试验，从而确定是否适用。应用疗程应根据病情及患者其他情况而定。

（3）雌激素类：雌激素类药物可抑制骨转换，阻止骨丢失。临床有应用雌激素补充疗法和雌激素、孕激素补充疗法作为防治绝经后骨质疏松的有效措施，在阻止骨丢失，降低骨质疏松性椎体及非椎体骨折发生的风险方面有良好作用。适应证：60岁以前的围绝经期和绝经后妇女，特别是有绝经期症状如潮热，出汗等及有泌尿生殖道萎缩症状的妇女。禁忌证：雌激素依赖性肿瘤如乳腺癌、子宫内膜癌、血栓性疾病，不明原因阴道出血及活动性肝病和结缔组织病为绝对禁忌证；子宫肌瘤、子宫内膜异位症、有乳腺癌家族史、胆囊疾病和垂体泌乳素瘤者慎用。雌激素类药物用于抗骨质疏松时应严格掌握治疗的适应证和禁忌证，坚持早期使用（60岁以前）最低有效剂量起始，规范定期安全性检查（每年一次，重点在于乳腺和子宫）。目前有口服、经皮和阴道用药多种制剂，激素治疗的方案、剂量、制剂选择及治疗期限等应根据患者情况个体化选择。此外，有一类药物称为植物雌激素，但目前尚无有力的临床证据表明植物雌激素制剂对提高骨密度、降低骨折风险等有明确疗效。

（4）选择性雌激素受体调节剂类（SERM）：SERM不是雌激素，其可选择性作用于雌激素的靶器官。目前临床使用的SERM雷洛昔芬即在骨骼与雌激素受体结合，通过类雌激素的活性抑制骨吸收，同时在乳腺和子宫则表现为抗雌激素的活性，因而不刺激乳腺和子宫。本药已获SFDA批准适用于绝经后骨质疏松症。

2.促进骨形成作用类

（1）甲状旁腺激素（PTH）：甲状旁腺激素是具有代表性的促进骨形成类药物，国外已批准用于治疗男性和女性严重骨质疏松症。用药期间密切监测血钙水平，治疗时间不宜超过2年。部分患者可能出现头晕或下肢抽搐的不良反应，另有动物研究报告本药可能增加骨肉瘤风险，故合并佩吉特病、骨骼疾病放射治疗史，肿瘤骨转移及合并高钙血症患者应避免使用。

（2）氟化物：早年治疗绝经后骨质疏松症时曾使用氟化钠等氟化剂，后因对胃刺激大且治疗效果欠佳，临床不推荐使用。

3.其他药物

（1）活性维生素D及其类似物：不需经过肝脏和肾脏羟化酶的羟化作用就具有活性效应的维生素D称活性维生素D，此类药物临床使用时总体安全，长期使用应定期监测血钙和尿钙水平，可与其他抗骨质疏松药物联合应用。

（2）维生素K2（四烯甲萘醌）：四烯甲萘醌是维生素K2的一种同型物，在γ-羟基谷氨酸的形成过程中起着重要的作用。γ-羟基谷氨酸是骨钙素发挥正常生理功能所必需的。本药必须饭后服用，空腹吸收差。少数患者使用时出现胃部不适、腹痛、皮肤瘙痒，水肿和转氨酶暂时性轻度升高，临床应用时需注意。此外服用华法林的患者禁用。

4.联合用药

联合应用药物的方案包括同时联合方案和序贯联合方案两种形式。

（1）同时联合方案：联合应用钙剂与维生素D是骨质疏松症的基础治疗，同时临床治疗骨质疏松症确诊患者时可与骨吸收抑制剂或骨形成促进剂联合使用。对于骨吸收抑制剂和骨形成促进剂，通常不建议同时使用相同作用机制的药物。目前研究显示，同时应用双膦酸盐类和甲状旁腺激素制剂并不能取得加倍的疗效。

（2）序贯联合方案：序贯应用骨形成促进剂和骨吸收抑制剂能较好地维持疗效，目前亦尚无明确证据指出各类抗骨质疏松药物序贯应用的禁忌，临床可根据个体情况酌情选择。

（三）运动康复治疗

康复治疗、运动是保证骨骼健康的主要措施之一，儿童时期运动可增加骨量，成人期以获得并保存骨量为目的，老年期注重保存骨量，减少骨丢失。此外，运动可从提高骨密度和预防跌倒两个方面预防脆性骨折。临床可选择快步走、哑铃操、举重、划船、蹬踏等运动方式，建议负重运动每周4~5次，抗阻运动每周2~3次，强度以每次运动后有肌肉酸胀感和疲乏感而休息后次日诸感觉消失为宜。由于个体生理状态和运动功能的差异，临床应指导患者选择适合自己的运动方式。

第四节　代谢综合征临床诊疗

代谢综合征（MS）是以中心性肥胖，糖尿病或糖调节受损，高血压、血脂异常以及胰岛素抵抗（IR）为共同病理生理基础，以多种代谢性疾病合并出现为临床特点的一组临床综合征。其临床重要性在于与之相关的高危心血管疾病和糖尿病等。随着经济的发展，生活水平的提高，人们的生活方式和饮食结构发生很大变化。MS的发病率逐年上升，其导致的心血管并发症的危险性也明显增加。MS已成为一个新的公共卫生问题，并引起了医学界的广泛重视。

一、代谢综合征的病因病机

现代医学有关MS的病因，迄今尚未完全明了。普遍认为MS的发病可能与糖、脂代谢紊乱、胰岛素生物效应、作用途径及信号传导异常，以及下丘脑-垂体-肾上腺轴调控异常、神经体液调节异常、炎症反应或氧化应激等因素有关。其中，中心性肥胖与胰岛素抵抗已被公认为MS的重要致病因素。

二、代谢综合征的临床表现

第一，症状。MS的主要临床症状为头痛、头晕、胸胁闷胀、气短懒言、神疲乏力、口渴欲饮、多食善饥等；亦有部分患者可表现为无明显症状。

第二，体征。MS临床典型特征为：中心性肥胖、体重超重、血压偏高等。（根据身体脂肪分布，以上半身或男性为主的肥胖称为中心性肥胖，WHR男性≥0.9、女性≥0.85，其脂肪主要分布在腹部，另一类以下身或女性为主的肥胖称为外周性肥胖。）

三、代谢综合征的辅助检查

第一，血糖代谢异常、血糖主要是指血液中的游离葡萄糖，属于己醛糖，不包括其他的糖类如糖脂和糖蛋白等含糖成分。其检查方法过去有Folin-吴法、邻甲苯胺法、Benedict法等，因为特异性差或易于被其他物质干扰而被废止。目前国内外多应用葡萄糖氧化酶法进行测定。测定血糖的方法常用的有三种：静脉血浆葡萄糖（VPG），毛细血管全血葡萄糖（CBG）和静脉全血葡萄糖（VBG）。其中以前二者最常采用。以不同方法测得的结果略有差异，VPG方法测得的结果较CBG高10%，较VBG高15%左右。血液中的红细胞可以消耗一定量的葡萄糖，故全血应该在1小时内分离血浆并进行相关检查。分析血糖报告时还须注意排除引起葡萄糖浓度增高的其他情况，如注射糖后、各种内分泌疾患，脑部病变及应激性情况等。空腹血糖应做到禁食8h以上，并于第二天清晨取静脉血。采集标本后应尽快进行相应的实验室检测。餐后血糖是指负荷后（进食碳水化合物或糖类后）的血糖，多应用餐后2h的血糖，一般是从进食开始计算时间。诊断时应用静脉血糖作为指标，负荷的葡萄糖为75g无水葡萄糖。

第二，体脂分布异常、中国人腰围：男性≥90cm，女性≥80cm为腹型肥胖。WHR=腰围/臀围，WHR是区分体脂分布类型的指标，正常人：男性<0.90、女性≤0.80；若男性≥0.90为中心性肥胖，女性≥0.80为中心性肥胖。WHO推荐的WHR测量方法是：腰围是受试者取站立位，双足分开25~30cm，在肋骨最下缘和髂骨最上缘之间的中间水平，在平稳呼吸时测量，臀围在臀部最突出部位测量周径。该法能反映腹内脂肪的变化，但受测量人手法及经验的影响。

四、代谢综合征的诊断与鉴别诊断

（一）代谢综合征的诊断标准

第一，必备指标：中心性肥胖（不同种族腰围有各自的参考值，推荐中国人腰围切点：男性≥85cm；女性≥80cm）。值得一提的是，中国人群腰围的确定，主要基于中国上海市和香港的流行病学资料；而采纳空腹血糖作为高血糖的诊断标准，并非排除负荷后血糖的重要性，只是为了简化临床操作，更有利于标准的执行，因此在空腹血糖≥100mg/dL的人群强烈推荐进行口服葡萄糖耐量试验（OGTT）。

第二，其他指标。甘油三酯（TG）水平升高：＞1.7mmol/L（150mg/dL），或已接受针对性治疗。高密度脂蛋白胆固醇（HDL-C）水平降低：男性＜0.9mmol/L（40mg/dL），女性＜1.1mmol/L（50mg/dL），或已接受针对性治疗。血压升高：收缩压≥130mmHg或舒张压≥85mmHg，或已接受降压治疗或此前已被诊断为高血压。空腹血糖（FPG）升高：FPG≥5.6mmol/L（100mg/dL），或此前已被诊断为2型糖尿病。如果FPG≥5.6mmol/L（100mg/d），强烈推荐进行口服葡萄糖耐量试验（OGTT），但是（OGTT）在诊断MS时并非必要。

（二）代谢综合征的鉴别诊断

西医该病需与皮质醇增多症相鉴别。前者患者的肥胖呈向心性分布，同时伴有满月脸、高血压、多血质外貌、痤疮等。单纯性肥胖与皮质醇增多症的实质区别是确定有无皮质醇分泌过多。

五、代谢综合征的治疗

目前，针对MS的治疗方法主要注重通过生活方式的干预来调整该综合征的各个组成部分，这一综合治疗策略包括采取多种措施，如制定合理的饮食计划、增加体育锻炼、戒烟限酒等，旨在全面提升患者的整体健康状况。此外，治疗还会结合药物干预，例如，使用降压药物以控制高血压、应用降糖药物以维持血糖水平、采用调脂药物以管理血脂异常等。制定个体化的治疗计划可能还包括减轻体重和提高睡眠质量等方面的专业建议。通过采用这些综合性治疗手段，希望能够有效降低代谢综合征的各项危险因素，降低心血管疾病和糖尿病的发病风险。个体化治疗计划的制定应基于患者的个体特征、健康状况以及医疗专业人员的全面评估。及时的医疗咨询和定期随访对于管理和控制代谢综合征至关重要。

第五章　神经内科临床诊疗

神经内科临床诊疗是专门针对神经系统疾病的医学领域。神经系统包括大脑、脊髓、周围神经和神经肌肉接头等部分。神经内科医生通过评估患者的症状、进行体格检查、实验室检查和影像学检查来诊断和治疗各种与神经系统相关的疾病。鉴于此，本章对神经内科疾病常见症状、神经内科疾病临床诊断原则、神经内科疾病临床治疗方法展开论述。

第一节　神经内科疾病常见症状

一、神经内科症状之意识障碍

"意识是指个体对周围环境及自身状态的感知能力。"[1]意识障碍可分为觉醒度下降和意识内容变化两方面。前者表现为嗜睡、昏睡和昏迷；后者表现为意识模糊和谵妄等。意识的维持依赖大脑皮质的兴奋。脑干上行网状激活系统（ascending reticular activating system）接受各种感觉信息的侧支传入，发放兴奋从脑干向上传至丘脑的非特异性核团，再由此弥散投射至大脑皮质，使整个大脑皮质保持兴奋，维持觉醒状态。因此，上行网状激活系统或双侧大脑皮质损害均可导致意识障碍。

（一）以觉醒度改变为主的意识障碍症状

1.嗜睡症状

嗜睡（somnolence）是意识障碍的早期表现。患者表现为睡眠时间过度延长，但能被叫醒，醒后可勉强配合检查及回答简单问题，停止刺激后患者又继续入睡。

---

①徐敏.神经内科临床诊疗实践[M].天津：天津科学技术出版社，2019：1.

2.昏睡症状

昏睡（sopor）是一种比嗜睡较重的意识障碍。患者处于沉睡状态，正常的外界刺激不能使其觉醒，须经高声呼唤或其他较强烈刺激方可唤醒，对言语的反应能力尚未完全丧失，可作含糊、简单而不完全的答话，停止刺激后又很快入睡。

3.昏迷症状

昏迷（coma）是一种最为严重的意识障碍。患者意识完全丧失，各种强刺激不能使其觉醒，如有目的的自主活动，不能自发睁眼。昏迷按严重程度可分为三级：

（1）浅昏迷。意识完全丧失，仍有较少的无意识自发动作。对周围事物及声、光等刺激全无反应，对强烈刺激如疼痛刺激可有回避动作及痛苦表情，但不能觉醒。吞咽反射、咳嗽反射、角膜反射以及瞳孔对光反射仍然存在。生命体征无明显改变。

（2）中昏迷。对外界的正常刺激均无反应，自发动作很少。对强刺激的防御反射、角膜反射和瞳孔对光反射减弱，大小便潴留或失禁。此时生命体征已有改变。

（3）深昏迷。对外界任何刺激均无反应，全身肌肉松弛，无任何自主运动。眼球固定，瞳孔散大，各种反射消失，大小便多失禁。生命体征已有明显改变，呼吸不规则，血压或有下降。

（二）以意识内容改变为主的意识障碍症状

第一，意识模糊。意识模糊（confusion）表现为注意力减退，情感反应淡漠，定向力障碍，活动减少，语言缺乏连贯性，对外界刺激可有反应，但低于正常水平。

第二，谵妄。谵妄（delirium）是一种急性的脑高级功能障碍，患者对周围环境的认识及反应能力均有下降，表现为认知、注意力、定向、记忆功能受损，思维推理迟钝，语言功能障碍，错觉、幻觉、睡眠觉醒周期紊乱等，可表现为紧张、恐惧和兴奋不安，甚至可有冲动和攻击行为。病情常呈波动性，夜间加重，白天减轻，常持续数小时和数天。引起谵妄的常见神经系统疾病有脑炎、脑血管病、脑外伤及代谢性脑病等。其他系统性疾病也可引起谵妄，如酸碱平衡及水电解质紊乱、营养物质缺乏、高热、中毒等。

（三）特殊类型的意识障碍症状

第一，去皮质综合征。去皮质综合征（decorticated syndrome，apallic syndrome）多见于因双侧大脑皮质广泛损害而导致的皮质功能减退或丧失，皮质下功能仍保存。患者表现为意识丧失，但睡眠和觉醒周期存在，能无意识地睁眼、闭眼或转动眼球，但眼球不能随光线或物品转动，貌似清醒但对外界刺激无反应。光反射、角膜反射甚至咀嚼动作、吞咽、防御反射均存在，可有吸吮、强握等原始反射，但无自发动作。大小便失禁。四肢肌张力增高，双侧锥体束征阳性。身体姿势为上肢屈曲内收，腕及手指屈曲，双下肢伸直，足屈曲，有时称为去皮质强直（decorticate rigidity）。该综合征常见于缺氧性脑病、脑炎、中毒和严重颅脑外伤等。

第二，无动性缄默症。无动性缄默症（akinetic mutism）又称睁眼昏迷（coma vigil），由脑干上部和丘脑的网状激活系统受损引起，此时大脑半球及其传出通路无病变。患者能注视周围环境及人物，貌似清醒，但不能活动或言语，二便失禁。肌张力减低，无锥体束征。强烈刺激不能改变其意识状态，存在觉醒—睡眠周期。本症常见于脑干梗死。

第三，植物状态。植物状态（vegetative state）是指大脑半球严重受损而脑干功能相对保留的一种状态。患者对自身和外界的认知功能全部丧失，呼之不应，不能与外界交流，有自发或反射性睁眼，偶可发现视物追踪，可有无意义哭笑，存在吸吮、咀嚼和吞咽等原始反射，有觉醒—睡眠周期，大小便失禁。持续植物状态（persistent vegetative state）指颅脑外伤后植物状态持续12个月以上，其他原因持续在3个月以上。

（四）意识障碍症状的鉴别诊断

第一，闭锁综合征。闭锁综合征（locked-in syndrome）又称去传出状态，病变位于脑桥基底部，双侧皮质脊髓束和皮质脑干束均受累。患者意识清醒，因运动传出通路几乎完全受损而呈失运动状态，眼球不能向两侧转动，不能张口，四肢瘫痪，不能言语，仅能以瞬目和眼球垂直运动示意与周围建立联系。本综合征可由脑血管病、感染、肿瘤、脱髓鞘病等引起。

第二，意志缺乏症。意志缺乏症（abulia）患者处于清醒状态，运动感觉功能存在，记忆功能尚好，但因缺乏始动性而不语少动，对刺激无反应、无欲望，呈严重淡漠状态，可有额叶释放反射，如掌颏反射、吸吮反射等。本症多由双侧额叶病变所致。

第二，木僵。木僵（stupor）表现为不语不动，不吃不喝，对外界刺激缺乏反应，甚至出现大小便潴留，多伴有蜡样屈曲、违拗症，言语刺激触及其痛处时可有流泪、心率增快等情感反应，缓解后多能清楚回忆发病过程。见于精神分裂症的紧张性木僵、严重抑郁症的抑郁性木僵、反应性精神障碍的反应性木僵等。

二、神经内科症状之认知障碍

认知是指人脑接受外界信息，经过加工处理，转换成内在的心理活动，从而获取知识或应用知识的过程。它包括记忆、语言、视空间、执行、计算和理解判断等方面。认知障碍是指上述几项认知功能中的一项或多项受损，当上述认知域有两项或两项以上受累，并影响个体的日常或社会能力时，可考虑为痴呆。

（一）记忆障碍症状

记忆是信息在脑内储存和提取的过程，一般分为瞬时记忆、短时记忆和长时记忆三类。瞬时记忆为大脑对事物的瞬时映象，有效作用时间不超过2s，所记的信息内容并不构成真正的记忆。瞬时记忆的信息大部分迅速消退，只有得到注意和复习的小部分信息才转入短时记忆中，短时记忆时间也很短，不超过1min，如记电话号码。短时记忆中的信息经过反复的学习，系统化，在脑内储存，进入长时记忆，可持续数分钟、数天，甚至终生。临床上记忆障碍的类型多是根据长时记忆分类的，包括遗忘、记忆减退、记忆错误和记忆增强等不同表现。

1.遗忘症状

遗忘（amnesia）是对识记过的材料不能再认与回忆，或者表现为错误的再认或回忆。根据遗忘的具体表现可分为顺行性遗忘、逆行性遗忘、进行性遗忘、系统成分性遗忘、选择性遗忘和暂时性遗忘等多种类型，其中前两者最为重要。

（1）顺行性遗忘。指回忆不起在疾病发生以后一段时间内所经历的事件，近期事件记忆差，不能保留新近获得的信息，而远期记忆尚保存。常见于阿尔茨海默病的早期、癫痫、双侧海马梗死、间脑综合征、严重的颅脑外伤等。

（2）逆行性遗忘。指回忆不起疾病发生之前某一阶段的事件，过去的信息与时间梯度相关的丢失。常见于脑震荡后遗症、缺氧、中毒、阿尔茨海默病的中晚期、癫痫发作后等。

2.记忆减退症状

记忆减退指识记、保持、再认和回忆普遍减退。早期往往是回忆减弱，特别是对日期、年代、专有名词、术语概念等的回忆发生困难，以后表现为近期和远期记忆均减退。临床上常见于阿尔茨海默病、血管性痴呆、代谢性脑病等。

3.记忆错误症状

（1）记忆恍惚。包括似曾相识、旧事如新、重演性记忆错误等，与记忆减退过程有关。常见于颞叶癫痫、中毒、神经症、精神分裂症等。

（2）错构。指患者记忆有时间顺序上的错误，如患者将过去生活中所经历的事件归之于另一无关时期，而患者并不自觉，并且坚信自己所说的完全正确。常见于更年期综合征、精神发育迟滞、乙醇中毒性精神病和脑动脉硬化症等。

（3）虚构。指患者将过去事实上从未发生的事或体验回忆为确有其事，患者不能自己纠正错误。常见于柯萨可夫综合征（Korsakoff syndrome），可以由脑外伤、乙醇中毒、感染性脑病等引起。

4.记忆增强症状

记忆增强指对远事记忆的异常性增加。患者表现出对很久以前所发生的、似乎已经遗忘的时间和体验，此时又能重新回忆起来，甚至一些琐碎的毫无意义的事情或细微情节都能详细回忆。多见于躁狂症、妄想或服用兴奋剂过量。

（二）视空间障碍症状

视空间障碍指患者因不能准确地判断自身及物品的位置而出现的功能障碍，表现为患者停车时找不到停车位，回家时因判断错方向而迷路，铺桌布时因不能对桌布及桌角的位置正确判断而无法使桌布与桌子对齐，不能准确地将锅放在炉

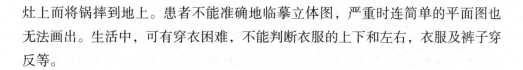

灶上而将锅摔到地上。患者不能准确地临摹立体图，严重时连简单的平面图也无法画出。生活中，可有穿衣困难，不能判断衣服的上下和左右，衣服及裤子穿反等。

（三）执行功能障碍症状

执行功能是指确立目标、制订和修正计划、实施计划，从而进行有目的活动的能力，是一种综合运用知识、信息的能力。

执行功能障碍与额叶—皮质下环路受损有关。执行功能障碍时，患者不能做出计划，不能进行创新性的工作，不能根据规则进行自我调整，不能对多件事进行统筹安排。检查时，不能按照要求完成较复杂的任务。执行功能障碍常见于血管性痴呆、阿尔茨海默病、帕金森病痴呆、进行性核上性麻痹、路易体痴呆和额颞叶痴呆等。

（四）失语症状

失语（aphasia）是指在神志清醒，意识正常，发音和构音没有障碍的情况下，大脑皮质语言功能区病变导致的言语交流能力障碍，表现为自发谈话、听理解、复述、命名、阅读和书写六个基本方面能力残缺或丧失，如患者构音正常但表达障碍，肢体运动功能正常但书写障碍，视力正常但阅读障碍，听力正常但言语理解障碍等。不同的大脑语言功能区受损可有不同的临床表现。迄今对失语症的分类尚未取得完全一致的意见，国内外较通用的是以解剖临床为基础的分类法。

1.外侧裂周围失语综合征

外侧裂周围失语综合征包括Broca失语、Wernicke失语和传导性失语，病灶位于外侧裂周围，共同特点是均有复述障碍。

（1）Broca失语。又称表达性失语或运动性失语，由优势侧额下回后部（Broca区）病变引起。临床表现以口语表达障碍最突出，谈话为非流利型、电报式语言，讲话费力，找词困难，只能讲一两个简单的词，且用词不当，或仅能发出个别的语音。口语理解相对保留，对单词和简单陈述句的理解正常，句式结构复杂时则出现困难。复述、命名、阅读和书写均有不同程度的损害。常见于脑梗死、脑出血等可引起Broca区损害的神经系统疾病。

（2）Wernicke失语。又称听觉性失语或感觉性失语，由优势侧颞上回后部（Wernicke区）病变引起。临床特点为严重听理解障碍，表现为患者听觉正常，但不能听懂别人和自己的讲话。口语表达为流利型，语量增多，发音和语调正常，但言语混乱而割裂，缺乏实质词或有意义的词句，难以理解，答非所问。复述障碍与听理解障碍一致，存在不同程度的命名、阅读和书写障碍。常见于脑梗死、脑出血等可引起Wernicke区损害的神经系统疾病。

（3）传导性失语。多数传导性失语患者病变累及优势侧缘上回、Wernicke区等部位，本症是由于外侧裂周围弓状束损害导致Wernicke区和Broca区之间的联系中断所致。临床表现为流利性口语，患者语言中有大量错词，但自身可以感知到其错误，欲纠正而显得口吃，听起来似非流利性失语，但表达短语或句子完整。听理解障碍较轻，在执行复杂指令时明显。复述障碍较自发谈话和听理解障碍重，二者损害不成比例，是本症的最大特点。命名、阅读和书写也有不同程度的损害。

2.经皮质性失语综合征

经皮质性失语综合征又称为分水岭区失语综合征，病灶位于分水岭区，共同特点是复述相对保留。

（1）经皮质运动性失语。病变多位于优势侧Broca区附近，但Broca区可不受累，也可位于优势侧额叶侧面，主要由于语言运动区之间的纤维联系受损，导致语言障碍，表现为患者能理解他人的言语，但自己只能讲一两个简单的词或短语，呈非流利性失语，类似于Broca失语，但程度较Broca失语轻，患者复述功能完整保留。本症多见于优势侧额叶分水岭区的脑梗死。

（2）经皮质感觉性失语。病变位于优势侧Wernicke区附近，表现为听觉理解障碍，对简单词汇和复杂语句的理解均有明显障碍，讲话流利、语言空洞、混乱而割裂、找词困难、经常是答非所问、类似于Wernicke失语，但障碍程度较Wernicke失语轻。复述功能相对完整，但常不能理解复述的含义。有时可将检查者故意说错的话完整复述，这与经皮质运动性失语患者复述时可纠正检查者故意说错的话明显不同。本症多见于优势侧颞、顶叶分水岭区的脑梗死。

（3）经皮质混合性失语。又称语言区孤立，为经皮质运动性失语和经皮质

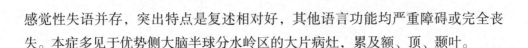

感觉性失语并存，突出特点是复述相对好，其他语言功能均严重障碍或完全丧失。本症多见于优势侧大脑半球分水岭区的大片病灶，累及额、顶、颞叶。

3.完全性失语症状

完全性失语也称混合性失语，是最严重的一种失语类型。临床上以所有语言功能均严重障碍或几乎完全丧失为特点。患者限于刻板言语，听理解严重缺陷，命名、复述、阅读和书写均不能。

4.命名性失语症状

命名性失语又称遗忘性失语，由优势侧颞中回后部病变引起。主要特点为命名不能，表现为患者把词"忘记"，多数是物体的名称，尤其是那些极少使用的东西的名称。如令患者说出指定物体的名称时，仅能叙述该物体的性质和用途。别人告知该物体的名称时，患者能辨别对方讲得对或不对。自发谈话为流利型，缺实质词。听理解、复述、阅读和书写障碍轻。常见于脑梗死、脑出血等可引起优势侧颞中回后部损害的神经系统疾病。

5.皮质下失语症状

皮质下失语是指丘脑、基底核、内囊，皮质下深部白质等部位病损所致的失语。本症常由脑血管病、脑炎引起。

（1）丘脑性失语。由丘脑及其联系通路受损所致。表现为急性期有不同程度的缄默和不语，以后出现语言交流、阅读理解障碍、言语流利性受损、音量减小，可同时伴有重复语言、模仿语言、错语、命名不能等。复述功能可保留。

（2）内囊、基底核损害所致的失语。内囊、壳核受损时，表现为语言流利性降低，语速慢，理解基本无障碍，常常用词不当。能看懂书面文字，但不能读出或读错，复述也轻度受损，类似于Broca失语。壳核后部病变时，表现为听觉理解障碍、讲话流利，但语言空洞、混乱而割裂，找词困难，类似于Wernicke失语。

（五）失用症状

失用（apraxia）是指在意识清醒、语言理解功能及运动功能正常情况下，患者丧失完成有目的的复杂活动的能力。临床上，失用可大致分为以下五种：

第一，观念性失用。观念性失用（ideational apraxia）常由双侧大脑半球受累引起。观念性失用是对复杂精细的动作失去了正确概念，导致患者不能把一组复杂精细动作按逻辑次序分解组合，使得各个动作的前后次序混乱，目的错误，无法正确完成整套动作。例如，冲糖水，应是取糖→入杯→倒水→搅拌，而患者可能直接向糖中倒水。该类患者模仿动作一般无障碍。本症常由中毒、动脉硬化性脑病和帕金森综合征等导致大脑半球弥漫性病变的疾病引起。

第二，观念运动性失用。观念运动性失用（ideomotor apraxia）病变多位于优势半球顶叶。观念运动性失用是在自然状态下，患者可以完成相关动作，可以口述相关动作的过程，但不能按指令去完成这类动作。如向患者发出指令命其张口，患者不能完成动作，但给他苹果则会自然张嘴去咬。

第三，肢体运动性失用。肢体运动性失用（melokinetic apraxia）病变多位于双侧或对侧皮质运动区。主要表现为肢体，通常为上肢远端，失去执行精细熟练动作的能力，自发动作、执行口令及模仿均受到影响，如患者不能弹琴、书写和编织等。

第四，结构性失用。结构性失用（constructional apraxia）病变多位于非优势半球顶叶或顶枕联合区。结构性失用是指对空间分析和对动作概念化的障碍。表现为患者绘制或制作包含空间位置关系的图像或模型有困难，不能将物体的各个成分连贯成一个整体。

第五，穿衣失用。穿衣失用是指患者丧失了习惯而熟悉的穿衣操作能力。表现为患者穿衣时上下颠倒，正反及前后颠倒，扣错纽扣，将双下肢穿入同一条裤腿等。

（六）失认症状

第一，视觉失认。视觉失认病变多位于枕叶。患者的视觉足以看清周围物体，但看到以前熟悉的事物时却不能正确识别、描述及命名，而通过其他感觉途径则可认出，如患者看到手机不知为何物，但通过手的触摸和听到电话的来电立刻就可辨认出是手机。这种视觉性失认不是由于视力方面的问题导致的，多与枕叶视中枢损害有关。视觉失认包括：物体失认，不能辨别熟悉的物体；面容失认，不能认出既往熟悉的家人和朋友；颜色失认，不能正确地分辨红、黄、蓝、绿等颜色。

第二，听觉失认。听觉失认病变多位于双侧颞上回中部及其听觉联络纤维。听觉失认指患者听力正常但却不能辨认以前熟悉的声音，如以前能辨认出来的手机铃声、动物叫声、汽车声、钢琴声等。

第三，触觉失认。触觉失认病变多位于双侧顶叶角回及缘上回。触觉失认即实体觉缺失，患者无初级触觉和位置觉障碍，闭眼后不能通过触摸辨别以前熟悉的物品，如牙刷、钥匙、手机等，但如睁眼看到或用耳朵听到物体发出的声音就能识别。本症患者一般少有主诉，临床医师如不仔细检查很难发现。

第四，体象障碍。体象障碍病变多位于非优势半球顶叶。体象障碍指患者基本感知功能正常，但对自身躯体的存在、空间位置及各部位之间的关系失去辨别能力，临床可表现为五方面。①偏侧忽视：对病变对侧的空间和物体不注意、不关心，似与己无关；②病觉缺失：患者对侧肢体的偏瘫全然否认，甚至当把偏瘫肢体出示给患者时，仍否认瘫痪的存在；③手指失认：指不能辨别自己的双手手指和名称；④自体认识不能：患者否认对侧肢体的存在，或认为对侧肢体不是自己的；⑤幻肢现象：患者认为自己的肢体已不复存在，自己的手脚已丢失，或感到自己的肢体多出了一个或数个，例如认为自己有三只手等。

（七）轻度认知障碍与痴呆症状

1.轻度认知障碍症状

轻度认知障碍（mild cognitive impairment，MCI）是介于正常衰老和痴呆之间的一种中间状态，是一种认知障碍综合征。与年龄和教育程度匹配的正常老人相比，患者存在轻度认知功能减退，但日常能力没有受到明显影响。

轻度认知障碍的核心症状是认知功能的减退，根据病因或大脑损害部位的不同，可以累及记忆、执行功能、语言、运用、视空间结构技能等其中的一项或一项以上，导致相应的临床症状，其认知减退必须满足以下两点。

（1）认知功能下降。符合以下任一条：①主诉或者知情者报告的认知损害，客观检查有认知损害的证据；②客观检查证实认知功能较以往减退。

（2）日常基本能力正常，复杂的工具性日常能力可以有轻微损害。根据损害的认知域，轻度认知障碍症状可以分为两大类·①遗忘型轻度认知障碍：患者表现有记忆力损害。根据受累的认知域数量，又可分为单纯记忆损害型（只累及记忆力）和多认知域损害型（除累及记忆力，还存在其他一项或多项认知域损害），前者常为阿尔茨海默病的早期导致，后者可由阿尔茨海默病、脑血管病或其他疾病（如抑郁）等引起；②非遗忘型轻度认知障碍：患者表现为记忆功能以外的认知域损害，记忆功能保留。也可以进一步分为非记忆单一认知域损害型和非记忆多认知域损害型，常由额颞叶变性、路易体痴呆等的早期病变导致。

2.痴呆症状

痴呆（dementia）是由于脑功能障碍而产生的获得性和持续性智能损害综合征，可由脑退行性变（如阿尔茨海默病、额颞叶变性等）引起，也可由其他原因（如脑血管病、外伤、中毒等）导致。与轻度认知障碍相比，痴呆患者必须有两项或两项以上认知域受损，并导致患者的日常或社会能力明显减退。痴呆患者除以上认知症状（如记忆、语言、视觉空间技能、执行功能、运用、计算等）外，还可以伴发精神行为的异常。精神情感症状包括幻觉、妄想、淡漠、意志减退、不安、抑郁、焦躁等；行为异常包括徘徊、多动、攻击、暴力、捡拾垃圾、藏匿东西、过食、异食、睡眠障碍等。有些患者还有明显的人格改变。

三、神经内科症状之头痛

头痛（headache）指外眦、外耳道与枕外隆突连线以上部位的疼痛，而面痛（facial pain）指上述连线以下到下颌部的疼痛。

头痛的主要临床表现为全头或局部的胀痛或钝痛、搏动性疼痛、头重感、戴帽感或勒紧感等，同时可伴有恶心、呕吐、眩晕和视力障碍等。临床上，多种疾病均可引起不同种类的头部疼痛，根据发生的速度、疼痛的部位、发生及持续的时间、疼痛的程度、疼痛的性质及伴随症状等可对头部疼痛加以鉴别诊断。

四、神经内科症状之痫性发作与晕厥

痫性发作和晕厥是临床上较为常见的发作症状，两者均可导致短暂的可逆性意识丧失，但两者具有不同的病理基础及临床特点，临床上需加以鉴别。

（一）痫性发作症状

痫性发作（seizure）是指由于大脑皮质神经元异常放电而导致的短暂脑功能

障碍。

根据痫性发作时的大脑病灶部位及发作时间的不同，痫性发作可有多种临床表现，在此仅作五种概述。①意识障碍：发作初始，可有突发意识丧失，发作结束后，可有短暂的意识模糊、定向力障碍等；②运动异常：常见有肢体抽搐、阵挛等，依发作性质（如局限性或全面性）可有不同表现，如单手不自主运动、口角及眼睑抽动、四肢强直阵挛等；③感觉异常：发作时感觉异常可表现为肢体麻木感和针刺感，多发生于口角、舌、手指、足趾等部位；④精神异常：有些发作的类型可有精神异常，表现为记忆恍惚，如似曾相识和旧事如新等，情感异常，如无名恐惧和抑郁等，以及幻觉错觉等；⑤自主神经功能异常：发作时自主神经功能异常可表现为面部及全身苍白、潮红、多汗、瞳孔散大及小便失禁等。

（二）晕厥症状

晕厥（syncope）是由于大脑半球及脑干血液供应减少导致的伴有姿势张力丧失的发作性意识丧失。其病理机制是大脑及脑干的低灌注，与痫性发作有明显的不同。

晕厥的临床表现有三方面。①晕厥前期：晕厥发生前数分钟通常会有一些先兆症状，表现为乏力、头晕、恶心、面色苍白、大汗、视物不清、恍惚、心动过速等；②晕厥期：此期患者意识丧失，并伴有血压下降、脉弱及瞳孔散大、心动过速转变为心动过缓，有时可伴有尿失禁；③恢复期：晕厥患者得到及时处理很快恢复后，可留有头晕、头痛、恶心、面色苍白及乏力的症状。经休息后症状可完全消失。

五、神经内科之眩晕

眩晕（vertigo）是一种运动性或位置性错觉，造成人与周围环境空间关系在大脑皮质中反应失真，产生旋转、倾倒及起伏等感觉。眩晕与头昏不同，后者表现为头重脚轻、步态不稳等。临床上按眩晕的性质可分为真性眩晕与假性眩晕。存在自身或对外界环境空间位置的错觉为真性眩晕；而仅有一般的晕动感并无对自身或外界环境空间位置错觉称假性眩晕。按病变的解剖部位可将眩晕分为系统性眩晕和非系统性眩晕。前者由前庭神经系统病变引起；后者由前庭系统以外病变引起。

（一）系统性眩晕症状

系统性眩晕是眩晕的主要病因，按照病变部位和临床表现的不同又可分为周围性眩晕与中枢性眩晕。前者指前庭感受器及前庭神经颅外段（未出内听道）病变而引起的眩晕，眩晕感严重，持续时间短，常见于梅尼埃病、良性发作性位置性眩晕、前庭神经元炎、迷路卒中等病；后者指前庭神经颅内段、前庭神经核、核上纤维、内侧纵束、小脑和大脑皮质病变引起的眩晕，眩晕感可较轻，但持续时间长，常见于椎-基底动脉供血不足、脑干梗死、小脑梗死或出血等病。

（二）非系统性眩晕症状

非系统性眩晕临床表现为头晕眼花、站立不稳，通常无外界环境或自身旋转感或摇摆感，很少伴有恶心、呕吐，为假性眩晕。常由眼部疾病（眼外肌麻痹、屈光不正、先天性视力障碍），心血管系统疾病（高血压、低血压、心律不齐、心力衰竭），内分泌代谢疾病（低血糖、糖尿病、尿毒症）中毒、感染和贫血等疾病引起。

六、神经内科之视觉障碍

视觉障碍（disturbance of vision）可由视觉感受器至枕叶皮质中枢之间的任何部位受损引起，可分为两类：视力障碍和视野缺损。

（一）视力障碍症状

1.单眼视力障碍症状

（1）突发视力丧失。可见于六方面：①眼动脉或视网膜中央动脉闭塞；②一过性单眼视力障碍，又可称为一过性黑矇。临床表现为患者单眼突然发生短暂性视力减退或缺失，病情进展快，几秒钟内达高峰，持续1~5min后，进入缓解期，在10~20min内恢复正常。主要见于颈内动脉系统的短暂性脑缺血发作。

（2）进行性单眼视力障碍。可在几小时或数分钟内持续进展并达到高峰，如治疗不及时，一般为不可逆的视力障碍。常见于三方面。①视神经炎：亚急性起病，单侧视力减退，可有复发缓解过程；②巨细胞动脉炎：本病最常见的并发症是视神经前部的供血动脉闭塞，可导致单眼失明；③视神经压迫性病变：见于肿瘤等压迫性病变，可先有视野缺损，并逐渐出现视力障碍甚至失明。Foster-Kennedy综合征是一种特殊的视神经压迫性病变，为额叶底部肿瘤引起的同侧视神经萎缩及对侧视盘水肿，可伴有同侧嗅觉缺失。

2.双眼视力障碍症状

（1）一过性双眼视力障碍：本症多见于双侧枕叶视皮质的短暂性脑缺血发作，起病急，数分钟到数小时可缓解，可伴有视野缺损。由双侧枕叶皮质视中枢病变引起的视力障碍又称为皮质盲（cortical blindness），表现为双眼视力下降或完全丧失、眼底正常、双眼瞳孔对光反射正常。

（2）进行性视力障碍：起病较慢，病情进行性加重，直至视力完全丧失。多见于原发性视神经萎缩、颅高压引起的慢性视盘水肿、中毒或营养缺乏性视神经病（乙醇、甲醇及重金属中毒，维生素B_{12}缺乏等）。

（二）视野缺损症状

当眼球平直向前注视某一点时所见到的全部空间，叫作视野。视野缺损是指视野的某一区域出现视力障碍而其他区域视力正常。视野缺损可有偏盲及象限盲等。

第一，双眼颞侧偏盲。多见于视交叉中部病变，此时，由双眼鼻侧视网膜发出的纤维受损，患者表现为双眼颞侧半视野视力障碍而鼻侧半视力正常。常见于垂体瘤及颅咽管瘤。

第二，双眼对侧同向性偏盲。视束、外侧膝状体、视辐射及视皮质病变均可导致病灶对侧同向性偏盲。此时，由双眼病灶同侧视网膜发出的纤维受损，患者表现为病灶对侧半视野双眼视力障碍而同侧半视力正常。枕叶视皮质受损时，患者视野中心部常保留，称为黄斑回避（macular sparing），其可能原因是黄斑区部分视觉纤维存在双侧投射，以及接受黄斑区纤维投射的视皮质具有大脑前后循环的双重血液供应。

第三，双眼对侧同向上象限盲及双眼对侧同向下象限盲。双眼对侧同向上象限盲主要由颞叶后部病变引起，表现为病灶对侧半视野上半部分视力障碍。双眼对侧同向下象限盲主要由顶叶病变引起，表现为病灶对侧半视野下半部分视力障碍。

七、神经内科之听觉障碍

（一）耳聋症状

耳聋（deafness）即听力的减退或丧失，临床上有两个基本类型：传导性耳聋和感音性耳聋。

1.传导性耳聋症状

传导性耳聋是由于外耳和中耳向内耳传递声波的系统病变引起的听力下降，声波不能或很少进入内耳Corti器从而引起神经冲动。临床特点为：低音调的听力明显减低或丧失；而高音调的听力正常或轻微减低。Rinne试验阴性，即骨导大于气导；Weber试验偏向患侧；无前庭功能障碍。多见于中耳炎，鼓膜穿孔，外耳道耵聍栓塞等。

2.感音性耳聋症状

感音性耳聋是由于Corti器、耳蜗神经和听觉通路病理改变所致。临床特点为：高音调的听力明显减低或丧失；低音调听力正常或轻微减低。Rinne试验阳性，即气导大于骨导，但两者都降低；Weber试验偏向健侧；可伴有前庭功能障碍。多见于迷路炎或听神经瘤等。双侧蜗神经核及核上听觉中枢径路损害可导致中枢性耳聋，如松果体瘤累及中脑下丘时可出现中枢性听力减退，一般程度较轻。

（二）耳鸣症状

耳鸣（tinnitus）是指在没有任何外界声源刺激的情况下，患者听到的一种鸣响感，可呈发作性，也可呈持续性，在听觉传导通路上任何部位的刺激性病变都可引起耳鸣。耳鸣分主观性耳鸣和客观性耳鸣，前者指患者自己感觉而无客观检查发现，后者指患者和检查者都可听到，用听诊器听患者的耳、眼、头、颈部等处常可听到血管杂音。神经系统疾病引起的耳鸣多表现为高音调（如听神经损伤后，脑桥小脑脚处听神经瘤或颅底蛛网膜炎），而外耳和中耳的病变多为低音调。

（三）听觉过敏症状

听觉过敏（hyperacusis）是指患者对于正常的声音感觉比实际声源的强度

大。中耳炎早期三叉神经鼓膜张肌肌支刺激性病变，导致鼓膜张肌张力增高而使鼓膜过度紧张时，可有听觉过敏。此外，面神经麻痹时，引起镫骨肌瘫痪，使镫骨紧压在前庭窗上，小的振动即可引起内淋巴的强烈振动，产生听觉过敏。

八、神经内科之眼球震颤

眼球震颤（nystagmus）是指眼球注视某一点时发生的不自主的节律性往复运动，简称眼震。按照眼震节律性往复运动的方向可将眼震分为水平性眼震、垂直性眼震和旋转性眼震。按照眼震运动的节律又可分为钟摆样眼震和跳动性眼震。钟摆样眼震指眼球运动在各个方向上的速度及幅度均相等；跳动性眼震指眼球运动在一个方向上的速度比另一个方向快，因此有慢相和快相之分，通常用快相分析表示眼球震颤的方向。神经系统疾病出现的眼震大多属于跳动性眼震。

（一）眼源性眼震症状

眼源性眼震是指由视觉系统疾病或眼外肌麻痹引起的眼震，表现为水平摆动性眼震，幅度细小，持续时间长，可为永久性。本症多见于视力障碍、先天性弱视、严重屈光不正、先天性白内障、色盲、高度近视和白化病等。此外长期在光线不足的环境下工作也可导致眼源性眼震，如矿工井下作业等。

（二）前庭性眼震症状

前庭性眼震是指由于前庭终末器、前庭神经或脑干前庭神经核及其传导通路、小脑等的功能障碍导致的眼震，分为周围性和中枢性两类。

1.前庭周围性眼震症状

前庭系统周围部包括半规管、前庭神经节、前庭神经内听道部分。这部分病变可引起前庭周围性眼震，表现为水平性或水平旋转性眼震，一般无垂直性眼震，持续时间较短，多呈发作性，一般不超过3周，幅度较中枢性眼震细小，可伴有眩晕、恶心、呕吐等前庭功能障碍，可有听力异常。Romberg呈阳性，肢体和躯干偏向患侧，与头位有一定的关系。注视可以抑制眼震和眩晕，无中枢神经系统症状和体征。常见于梅尼埃综合征、中耳炎、迷路卒中、迷路炎、颞骨岩部外伤、链霉素等药物中毒等。

2.前庭中枢性眼震症状

前庭系统中枢部包括前庭神经颅内部分和前庭神经核，这部分病变可引起前庭中枢性眼震。此外，脑干、小脑等结构与前庭神经核有密切的联系，这些部分的损害也可以导致前庭中枢性眼震。表现为眼震方向具有多样性，可为水平、垂直、旋转等，持续时间长、幅度大。除前庭神经核病变以外，眩晕程度轻，但持续时间长。听力及前庭功能一般正常。Romberg呈阳性，但倾倒方向无规律，与头位无一定的关系。注视一点时不能抑制眼震，常有脑干和小脑受损体征。常见于椎-基底动脉系统血管病、多发性硬化、蛛网膜炎、脑桥小脑脚肿瘤、脑干肿瘤、梅毒等。

在前庭中枢性眼震的范畴中，脑干和小脑病变导致的眼震有其特征性：

（1）脑干病变的眼震。①延髓病变：多呈旋转性自发性眼震，例如左侧延髓部病变时，呈顺时针性旋转性眼震；右侧延髓部病变时，呈逆时针性眼震。常见于延髓空洞症、血管性病变、延髓肿瘤或感染性疾病。②脑桥病变：多呈水平性，少数可为水平旋转性眼震，为内侧纵束受损所致。常见于脑桥肿瘤、血管性病变、多发性硬化等。③中脑病变：多为垂直性眼震，常常在后仰时眼震明显，向下垂直性眼震较向上者多见。见于中脑松果体肿瘤或血管病、脑炎、外伤等。还有一种垂直旋转性眼震，称为跷板性眼震，表现为一眼上转伴内旋，同时另一眼下转伴外旋，交替升降。多为鞍旁肿瘤所致，也见于间脑—中脑移行区的病变。

（2）小脑病变的眼震。小脑顶核、绒球和小结与前庭神经核联系密切，所以当小脑病变时眼震极为多见。小脑型眼震具有两个特点：①眼震与头位明显相关，即当头处于某一位置时出现眼震；②眼震方向不确定，多变，如由水平性变成旋转性等。小脑型眼震向病灶侧侧视时眼震更明显，速度更慢，振幅更大。

小脑蚓部病变可出现上跳性眼震，即快相向上的跳动性垂直眼震。绒球病变常出现水平性眼震，伴下跳性眼震成分，追随运动时明显。小结病变可出现快相向下下跳性眼震。小脑型眼震见于Wernicke脑病、延髓空洞症、Chiari畸形、颅底凹陷症和延髓—颈连接区域的疾病。

第二节 神经内科疾病临床诊断原则

医学是一门复杂的科学，任何一种疾病的临床表现都不尽相同。疾病的诊断是临床医师对患者病情进行调查研究的过程，要求临床医师运用所学的知识进行正确的分析、综合和推理。临床医师从实践中积累知识，从误诊中得到教益，并通过周详的病史采集、细致的体格检查以及有关的辅助检查后，根据收集来的资料，进行全面的综合分析，才能对疾病做出初步诊断。只要遵循疾病诊断的基本原则、运用正确的临床思维方法，并且在诊断过程中重视证据、重视调查研究及验证，这样我们就能够尽早地做出正确的临床诊断，减少误诊的发生，从而为临床医师选择适当的治疗方法提供依据，并可以初步判断疾病的转归和预后。

一、神经内科疾病诊疗程序

确定某种疾病是否为神经系统疾病或病变是否主要累及神经系统是神经科医师首先需要解决的问题。许多神经系统症状是由其他系统疾病引起，某些神经系统的疾病也可能以其他系统或器官的症状作为主诉。一些内、外、妇、儿科疾病常合并有神经系统损害，还有些疾病，如骨、关节，周围血管结缔组织等疾病，其症状也可类似神经系统疾病。因此，临床医师确定神经系统疾病诊断时，要强调整体观念，避免只重视局部而忽视整体的片面观点，要全面了解病情和病损可能累及的器官和系统，确定诊断方向，这样才能做出正确的诊断。同时神经病学作为一门独立的学科，其病变损害可涉及的范围十分广泛，包括了中枢神经系统（脑、脊髓）、周围神经系统和全身骨骼肌，而且它们相互之间的联系非常密切。所以，神经病学的临床诊断更为强调定位的内容，通常以病变部位作为划分疾病的主线，然后再以定性的方式串联各种疾病。

（一）定位诊断程序

定位诊断是根据疾病所表现的神经系统症状，体征，再结合神经解剖、神经生理和神经病理等方面的知识确定疾病损害的部位。而许多神经系统病变的发生都具有与一定解剖部位相关的特性，定位诊断一旦确定，也为定性诊断提供了重要的诊断信息。神经系统的病变部位根据其病损范围可分为局灶性、多灶性、弥漫性和系统性病变。局灶性病变指只累及神经系统的单一局限部位，如面神经麻痹、尺神经麻痹、脊髓肿瘤等。多灶性病变指病变分布在两个或两个以上的部位，如多发性硬化、视神经脊髓炎等。弥漫性病变常比较广泛侵犯中枢和（或）周围神经系统、肌肉，如中毒性脑病、病毒性脑炎等。系统性病变指病变选择性地损害某一特定功能解剖系统或传导束，如肌萎缩性侧索硬化症、亚急性脊髓联合变性等。需要注意的是定位诊断通常要遵循一元论的原则，尽量用一个局灶性病变解释患者的全部症状和体征，如果无法解释，再考虑多灶性（包括播散性）或弥漫性病变的可能。

在分析病变的分布和范围之后，还需进一步明确其具体部位，现分别列出大脑、脑干、小脑、脊髓以及周围神经病变的主要特点，以便于临床定位思考：

第一，大脑病变。临床主要表现有意识水平和内容及精神障碍、偏瘫、偏身感觉障碍、癫痫发作等。各脑叶病变亦有各自不同的特点，如额叶损害主要表现为随意运动障碍、局限性癫痫、运动性失语、认知功能障碍等症状；顶叶损害主要表现为皮质型感觉障碍、失读、失用等；颞叶损害主要表现为精神症状，感觉性失语，精神运动性癫痫等；枕叶损害主要表现为视野受损、皮质盲等。此外，大脑半球深部基底核的损害，可以出现肌张力改变，运动异常及不自主运动等锥体外系症状。

第二，脑干病变。一侧脑干病变多表现有病变同侧周围性脑神经麻痹和对侧肢体中枢性偏瘫，即交叉性瘫痪，或病变同侧面部及对侧偏身痛温觉减退的交叉性感觉障碍，其病变的具体部位根据受损脑神经平面而做出判断。脑干两侧或弥漫性损害时常引起双侧多数脑神经和双侧长束受损症状。

第三，小脑病变。小脑蚓部损害主要引起躯干的共济失调，小脑半球损害则引起同侧肢体的共济失调。有时可出现小脑性语言和辨距不良。

第四，脊髓病变。脊髓横贯性损害常有受损部位以下的运动、感觉及括约肌三大功能障碍，呈完全的或不完全的截瘫或四肢瘫、传导束型感觉障碍和尿便功能障碍。可根据感觉障碍的最高平面、运动障碍、深浅反射的改变和自主神经功能的障碍，大致确定脊髓损害的范围。脊髓的单侧损害，可出现脊髓半切损害综合征，表现为病变平面以下对侧痛、温觉减退或丧失，同侧上运动神经元性瘫痪和深感觉减退或丧失。脊髓的部分性损害可仅有锥体束和前角损害症状如肌萎缩侧索硬化症，亦可仅有锥体束及后索损害症状如亚急性脊髓联合变性，或可因后角、前联合受损仅出现节段性痛觉和温度觉障碍，但轻触觉保留，呈分离性感觉障碍，如脊髓空洞症。

第五，周围神经病变。由于脊神经是混合神经，受损时在其支配区域运动，感觉和自主神经的症状。运动障碍为下运动神经元性瘫痪，感觉障碍的范围与受损的周围神经支配区一致。前根、后根的损害分别出现根性分布的运动、感觉障碍；多发性神经病出现四肢远端的运动、感觉障碍。

第六，肌肉病变。病变损害肌肉或神经肌肉接头时，最常见的症状是肌无力，此外还有病态性疲劳、肌痛与触痛、肌肉萎缩、肌肉假性肥大及肌强直等，无明显的感觉障碍。

（二）定性诊断程序

定性诊断是确定疾病病因（性质）的诊断，它建立在定位诊断的基础上，将年龄、性别、病史特点、体检所见以及各种神经影像学等辅助检查结合在一起进行分析。病史中特别要重视起病急缓和病程特点这两方面资料。一般而言，当急性发病，迅速达到疾病的高峰，应考虑血管病变、炎症、外伤及中毒等；当发病缓慢隐匿且进行性加重，病程中无明显缓解现象，则多为肿瘤或变性疾病；发病形式呈间歇发作性，则多为癫痫、偏头痛或周期性瘫痪等。

第一，血管性疾病。起病急骤，症状在短时间内（数秒、数分钟、数小时或数天）达到高峰。多见于中、老年人，既往常有高血压、动脉粥样硬化、心脏病、糖尿病或高脂血症等病史。神经系统症状表现为头痛、头晕、呕吐、肢体瘫痪、意识障碍、失语等。计算机断层扫描（CT）、磁共振（MRI）、数字减影血管造影（DSA）等影像学检查可获得比较确切的中枢神经系统损害的证据，如各类脑血管病。

第二，感染性疾病。起病呈急性或亚急性，病情多于数日、少数于数周内达到高峰，伴有畏寒发热、外周血白细胞增加或血沉增快等全身感染中毒的症状，神经系统症状和体征较广泛。针对性地进行血及脑脊液的微生物学、免疫学、寄生虫学等有关检查可进一步明确感染的性质和原因。

第三，变性疾病。起病及病程经过缓慢，呈进行性加重。各年龄段均可发病，如阿尔茨海默病常于60岁以后起病，但有些变性疾病也可于青壮年发生，如运动神经元病。临床症状各异，如阿尔茨海默病主要为认知功能障碍，帕金森病主要为肌张力增高和运动障碍，运动神经元病主要为延髓麻痹、肢体无力和肌肉萎缩。

第四，外伤。有外伤史，呈急性起病；但也有外伤较轻，经过一段时间以后发病，如慢性硬膜下血肿。需详细询问外伤经过，以区别其是否先发病而后外伤，如癫痫发作后或脑卒中后的头部外伤。X线及CT检查有助于诊断。

第五，肿瘤。起病缓慢，病情呈进行性加重。但某些恶性肿瘤或转移瘤发展迅速，病程较短。颅内肿瘤除常有的癫痫发作、肢体瘫痪和麻木等局灶定位症状外，尚有头痛、呕吐、视盘水肿等颅内压增高的征象。除原发于中枢神经系统的肿瘤外，还应注意部分癌肿的颅内转移。可呈弥漫性分布，早期除颅内压增高症状外，可无局灶性神经系统受累症状。脑脊液检查可有蛋白质含量增加，有时可检出肿瘤细胞。CT、MRI等检查可以发现转移瘤来源。

第六，脱髓鞘性疾病。常呈急性或亚急性起病，有缓解和复发的倾向，部分病例起病缓慢，呈进行性加重。常见疾病有多发性硬化、急性播散性脑脊髓炎等。MRI、脑脊液和诱发电位检查有助于诊断。

第七，代谢和营养障碍性疾病。常发病缓慢，病程相对较长；大多数临床表现无特异性，多在全身症状的基础上出现神经功能障碍的体征，可依据组织、体液中相应酶、蛋白质、脂质等的异常做出诊断。有些疾病常引起较固定的神经症状。

第八，其他。其他包括中毒和遗传性疾病等。神经系统中毒性疾病呈急性或慢性发病，其原因有化学品、毒气、生物毒素、食物、药物中毒等，诊断中毒时需要结合病史调查及必要的实验室检查方能确定。神经系统遗传病多于儿童及青年期发病，家族中可有同样疾病，其症状和体征繁多，部分具有特征性，如先天性肌强直症出现的肌强直、肝豆状核变性的角膜色素环等，为这些疾病的诊断提供了重要依据。

二、神经内科疾病临床思维方法

作为自然科学领域中生物应用科学的医学，其任务是防病治病，保障人类健康。在科技日新月异的今天，神经科学已成为医学和生命科学的前沿学科，时代要求培养一支基础扎实、临床能力好、技术水平高、科研能力强的高素质技术队伍，为此培养神经科医师临床思维方法十分重要。当今世界科学技术迅猛发展，极大地促进了医学科学的发展，从而给临床医疗奠定了坚实的科学基础。现代技术的发展也使临床医学日趋形象化、客观化、数字化。使科学分析更加精密，使临床诊治疾病的水平大大提高。但是，现代技术永远不能完全取代传统的体格检查和科学的临床思维。由于神经科有其发展的特殊性，使之有别于其他医学学科，因此，建立符合神经科本身特点的临床思维方法对神经科疾病的诊断及治疗至关重要。

临床思维的培养应以循证医学理念为指导，要求临床医师应用已掌握的医学理论知识和临床经验，结合患者的临床资料进行综合分析、逻辑推理。从错综复杂的线索中，找出主要矛盾，并加以解决，这是一个观察事物并思考问题的过程。正确的临床思维是医师长期从事临床实践的经验总结，也是临床医师的基本功。

应对神经科医师按照如下步骤进行临床思维的培养锻炼：①养成全面细致的习惯，通过详细的问诊、查体及实验室检查，收集翔实可靠的临床资料，剔除一些无关紧要的体征和不可靠的临床资料，以避免其分散我们临床判断的注意力；②将上述资料综合分析，利用神经解剖学、生理学的基本知识，尽可能合理地解释出病变的部位，确定疾病相关的功能与解剖结构的异常，进行定位诊断；③根据病变的部位，病史与体征及相关的实验室检查结果，最终分析判断疾病的病因，做出定性诊断；④明确疾病性质后，制定一个合理的治疗方案；⑤根据疾病的性质、部位、患者的综合状态等因素评估疾病对患者生理功能、心理状况、社会适应能力等方面的影响，评估患者的预后。

随着医学科学的发展，疾病的诊断也显露出一些不可避免的局限性，遵循上述的临床思维方法，在大多数情况下，神经病学的诊断可以做出解剖学诊断。然而，即使是最严格地运用临床方法和实验室检查，仍然有许多患者诊断不明。通常在这种情况下，遵循五方面经验：①集中分析主要的可靠而肯定的症状和体征，通常检查到的体征要比询问到的主观症状来得更可靠，而运动系统或反射等体征要比感觉系统的体征更稳定。②避免过早地下结论和做出诊断，思路过早地局限于病史或体检中的某些体征，会忽略了其他诊断的可能性。诊断应当随着新资料的获得而加以调整；病情在不断变化，随着时间的推移，诊断将会进一步明确。③当临床表现不符合所考虑的疾病特点时，就应该考虑另一种疾病的可能。一般情况下遇到常见病不典型表现的概率，要比遇见罕见病典型表现的概率大得多。④临床医师不要根据自己对主要症状和体征的经验性认识做出诊断，而要通过对临床现象的归类和分析进行判断。⑤尽可能进行组织活检，获取细胞病理学资料，这样不仅有利于诊断，还有利于为以后的临床研究做准备。

首先，临床医学是一个非常复杂的过程，不仅有诊断过程的内环境，而且与外环境密切相关；不仅有技术问题，而且包含精神、社会文化背景等方面的问题。其次，医学已从生物医学模式向生物—心理—社会医学模式转变，疾病已表现为一个多系统、多结构、多层次的病理状态。不仅许多疾病的概念在变化，而且对疾病的病理机制的认识也在发展。疾病的认识过程日趋复杂，有自然、社会、心理等多方面因素的参与。此外，医学基础科学不断发展，大量新的检测手段应用于临床，疾病诊断标准也在不断发展。这些因素导致疾病的诊断存在着不可避免的局限性，因此在临床实践中，十分强调对临床资料的综合分析，提倡辩证思维的分析方法，避免对疾病认识的片面性和不真实性，减少误诊、误治，提高诊断率和治愈率。

医学是一门实践性很强的科学，青年医师只有在日常的医疗工作中不断实践，才能真正地掌握各种临床检查技术，为日后工作奠定坚实的基础。青年医师还要善于学习，不断总结。医学知识的更新速度日益加快，文献资料浩如烟海，来自本书的系统知识远远不能满足临床实践的需要，所以必须紧密地结合临床实践，勤奋学习，尽快掌握新的理论和知识，只有夯实基础理论，才能不断提高医疗水平。此外，青年医师还要向专家学习，学习他们在长期实践中积累的丰富经验、检查技巧、严谨与灵活的思维以及分析解决问题的方法等，这一切都有助于临床能力和自我素质的提高。同时在平常的临床工作中，要勤于思考，注重观察，不断总结经验教训，增强处理疑难问题的能力，努力探索，不断培养和增强临床科研意识和能力。

第三节　神经内科疾病临床治疗方法

一、缺血性脑血管病的临床治疗

（一）临床分类

第一，动脉血栓性脑梗死。"动脉粥样硬化血栓形成性脑梗死"这一名称中的"动脉粥样硬化"按ICD-9和ICD-10定义是一个广义的概念，它包括动脉粥样硬化、小动脉硬化、变性或闭塞性动脉内膜炎、老年性动脉炎或动脉内膜炎等。

第二，心源性脑栓塞（cerebralembolism）。在"中国分类95"中先列一类"脑栓塞"，再细分为心源性、动脉源性、脂肪性、其他共四类。但上述后三类中的"动脉源性"，在美国分类（DI）中，已归入"动脉血栓性脑梗死"项下，其他二类临床上罕见。因此，我们建议在临床分类中与美国分类（in）一样，不再另列"脑栓塞"一项。

第三，腔隙性脑梗死。腔隙（lacunes）原指脑深部穿通动脉闭塞引起的缺血性小梗死灶。腔隙性脑梗死（lacunar infarction，LACI）是专指由这些梗死灶引起的、临床主要表现为腔隙综合征（lacunar syndrome，LACS）的一种脑梗死临床类型。影像检查显示最大直径小于1.5cm的小缺血灶或阴性。"腔隙""腔隙综合征"和"腔隙性脑梗死"三个概念不能混淆。有相应的临床表现和影像检查支持的才可诊断为腔隙性脑梗死。近年国外文献出现腔隙性卒中概念，其实是指临床表现为腔隙综合征，病因包括由小动脉闭塞或微栓塞或其他血管病因引起的腔隙灶，也包括小量出血或其他非血管性病因的小病灶所致的一类小卒中的总称。它只应用在还没有影像检查前的时限内。它包括腔隙性脑梗死，但不是腔隙性脑梗死的同义词。

第四，脑分水岭梗死。是指主要由血流动力学因素（低血压、低血容量、低心排出量等）引起，发生在脑内较大动脉供血区之间相邻部位的一种脑梗死。在ICD-9和ICD-10，美国分类（ID）和"中国分类95"，都没有把它列入脑梗死的分类中，但国内外一些专著中有列入。我们理解没有列入的主要原因是因为分水岭梗死本身在临床表现上除发病时有血流动力学异常外，缺乏特征，诊断和治疗上无特别理由必须与动脉血栓性脑梗死区分。

（二）发病机制

缺血性脑血管病（脑梗死）是脑循环系统病变引起某血管闭塞，导致脑神经系统局灶缺血坏死、功能障碍等连续动态复杂疾病过程。因为它涉及循环与神经两大子系统，我们必须运用血流动力学、血液流变学及血液病学的相关原理、概念和缺血脑损害的临床病理生理演变过程知识才能系统分析清楚和正确理解。

第一，脑血管事件（血栓栓塞）原因、机制。缺血性卒中通常由于局部脑血管被血栓或栓塞闭塞，导致供血脑区低灌流而引起。血栓形成三大因素：血管壁、血流及血液构成的改变。

第二，脑血管事件导致脑缺血、脑梗死灶形成的机制。①缺血时间阈值无论由血栓或栓塞引起的脑血管闭塞，结果都是引起局部脑血流障碍，使脑缺血、缺氧。②缺血的血流量阈值据研究表现为急性脑血管病的局部脑缺血的早期，血流并未完全中断，还有残余灌流，而缺血脑组织的突触传递，离子泵和能量代谢衰竭程度，缺血灶的大小都严格取决于残存血流量多少。③缺血半暗带（ischaemic penumbra）概念电功能衰竭与膜功能衰竭两个阈值的发现，导致半暗带概念的产生，即在严重缺血的梗死中心（infarct cord）周围还存在无电兴奋性但仍存活的脑细胞。在这区域脑灌流处于"临界"水平，神经元功能由于组织代谢需要不能满足而降低，但细胞仍能维持离子平衡而存活。

第三，缺血性脑损害的微观病理机制。脑血流持续减至约10mL/（100g/min）以下，脑梗死发生，即使血流恢复再通，功能也可能不恢复。缺血引起细胞死亡的具体机制：目前研究认为脑缺血启动称为缺血性级联的一系列的神经化学过程。它是一系列在时间和空间中演变的复杂事件，缺血性级联通常持续好几个小时、几天甚至血液循环恢复后。由于级联中的每一个事件可能由一个或由多个其他事件引起，不同程度缺血的细胞也可以通过不同的化学过程导致相同或不同的事件，故缺血性级联实际上是高度异质性现象。一般可概括为：由于局灶性脑灌注不足，导致细胞能量衰竭、兴奋性氨基酸毒性、氧化应激、血脑屏障（BBB）功能障碍、微血管损伤、止血功能激活、缺血后炎症和最后神经元、胶质细胞和内皮细胞死亡等多个相互关联的不同层级和阶段。

第四，决定脑梗死（缺血脑损害）严重程度的宏观关键因素。当一条主要动脉突然闭塞，该闭塞脑动脉的大小、位置和侧支循环决定梗死灶大小、造成脑功能损害的严重程度。前循环血管闭塞位置（决定口径）主要有：大脑中动脉近端主干、发出豆纹动脉后主干、支配大脑皮层（额顶叶）的上分支、下分支；1支或多支豆纹动脉；大脑前动脉。后循环血管闭塞位置有：基底动脉近、中、远端（尖），各小脑动脉，大脑后动脉。

（三）动脉血栓性脑梗死治疗

在临床上，具有上述典型表现及特点者诊断不困难，急性重症大面积脑梗死要注意与脑出血鉴别，一般后者发病较急，从起病至高峰时间更短，起病时血压高。CT或MRI检查能准确鉴别。如果无CT或MRI条件，必要时可慎重作腰穿鉴别。

尽管很多临床综合征看似有明确的血管系统定位，但由于患者的血管变异和血管病变往往合二为一，很少以单纯的方式出现，故很难做出准确的病变血管定位。常规CT、MRI有助于确定梗死灶所在的供血区。理论上，磁共振血管造影（MRA）、CT血管造影和数字减影血管造影（DSA）可确定病变血管所在，但在临床实际，急性期尤其在时间窗内，因受经济、技术、人力等条件所限，很难实施这些检查。

（四）腔隙性脑梗死治疗

"腔隙（灶）"原是病理学概念，现也可视为影像学概念。"腔隙综合征"是症状学概念，指经典的纯运动性轻偏瘫、纯感觉性卒中、共济失调性轻偏瘫、构音不良-手笨拙综合征等提示新腔隙病变引起的特殊临床表现。但腔隙综合征也可由小量出血、皮层梗死引起。"腔隙性脑梗死"则是缺血性卒中的一种临床亚型。"临床"是该概念的核心内涵。虽然它借用了"腔隙性"和"脑梗死"两个病理学名称，但它彻头彻尾是个临床概念。因为卒中是临床急症，必须有相应的临床表现。作为卒中亚型的腔隙性脑梗死，也必须有相应的急性临床表现才能诊断。所以，用有、无急性卒中事件区分有、无症状腔隙性脑梗死是概念混淆的典型例子。是腔隙性脑梗死就有症状，无症状就不是腔隙性脑梗死，否则患者与临床医生如何知道。无临床症状、单从影像上发现的是"腔隙灶"，不能诊断为腔隙性脑梗死。虽然三个概念中都有"腔隙"，但各有不同内涵，不容混淆。

一般根据多年高血压病史，突然出现局灶性神经定位体征，影像检查在相应脑区有或无腔隙灶可做出腔隙性脑梗死的临床诊断。临床虽有典型的"腔隙综合征"表现，但没有进行影像检查，不能肯定为腔隙性脑梗死。可暂称为"腔隙性脑血管病"，因为少数"腔隙综合征"可由小量脑出血、小的脱髓鞘病灶、不明原因的小软化灶引起。待影像检查排除这些可能病因后，才可诊断为腔隙性脑梗死。常规CT可以发现大脑皮层下直径5mm以上腔隙灶，由于层厚以及容积效应对5mm以下的小腔隙灶则不易显示或模糊不清，但可通过薄层扫描得以相当程度的解决。另由于受伪影干扰，CT不易发现脑干的腔隙灶。MRI能清楚显示。即使CT未能发现腔隙灶，但可排除可能引起腔隙综合征的其他非缺血性责任病灶，也是诊断腔隙性脑梗死的重要影像学间接证据。多年来，临床就是靠病史、腔隙综合征与CT扫描结合来诊断大多数腔隙性脑梗死的。要确诊脑干腔隙性梗死才必须行MRI检查。腔隙性梗死的正确诊断对有CT配置的医院，多数无太大困难，关键是弄清概念，正确认识和处理临床信息与影像信息的关系。

多数病情较轻，无须特殊治疗就能恢复良好。必要时可针对病因及症状作相应处理，应避免溶栓、过度脱水、降血压过猛等不适当治疗。恢复期后要确定血压控制方案：高血压可诱发脑出血，过低血压可导致腔隙性脑梗死复发。

二、脑出血的临床治疗

脑出血（cerebral hemorrhage）是指非外伤性脑实质内的自发性出血，又称脑溢血。原发性脑出血的病理机制是复杂的，病因多样，但绝大多数是高血压小动脉硬化的血管破裂引起的，故有人也称高血压性脑出血。高血压脑出血在中国居民中发病率较高，约占全部脑血管病的30%~38%，其中基底节区脑出血占全部高血压脑出血的80%左右，且高血压脑出血急性期的病死率为30%~40%。出血原发于大脑半球的占80%，主要位于基底节区，其次发生在脑叶、脑干和小脑的出血占20%左右。

脑出血一旦由头颅CT、MRI确诊后，治疗开始前要先初步确定脑出血的病因，针对病因采取相应的治疗措施。严重的凝血因子缺乏或血小板减少症应输注所缺乏的凝血因子或血小板。口服华法林引起的国际标准化比值升高须停用华法林，并予静脉使用维生素K及维生素K依赖的凝血因子，尽快纠正INR。以往推荐使用新鲜血浆，现有提出使用浓缩的凝血酶原复合物或重组因子VDa。浓缩的凝血酶原复合物与新鲜血浆相比总体疗效相当，但比新鲜血浆能更快纠正INR，而且较少副作用，可作为新鲜血浆的替代物。rFVDa虽然可降低INR，但不能补充所有的维生素K依赖的凝血因子，因而不能像凝血酶原复合物一样修复凝血酶的生成，所以不能单独用来治疗口服抗凝药引起的脑出血。其他医源性颅内出血如使用尿激酶、蛇毒制剂溶栓等也可使用新鲜血浆治疗。输注血小板治疗因长期使用抗血小板聚集药物如阿司匹林、氯吡格雷等引起的脑出血是否有效尚不明确，有待进一步研究。然而，对非上述原因引起的动脉破裂出血使用止血剂无效。

（一）一般性支持治疗

原则上就地诊治。尽量让病人安静卧床1~2周，尤其是高血压患者。

第一，保持呼吸道通畅。注意保持良好的体位，昏迷者可取头侧位，不宜仰卧位，以防舌后坠而堵塞气道。多拍背部，以利痰的排出，勤吸痰，有呼吸道阻塞的征象时应及时气管切开，以免缺氧而加重脑水肿。以混合5%二氧化碳的氧并间歇吸入为宜，因吸入纯氧过久可导致脑血管痉挛，甚至发生氧中毒。

第二，维持营养和水电解质平衡。通常在起病的第一、二天内禁食。昏迷或不能进食者，第三天行胃管鼻饲。适当限制液体入量，一般每日不宜超过2500mL，如有高热、呕吐、多汗、利尿过多等可酌情增加。避免使用高糖液体，必要时给脂肪乳、白蛋白、氨基酸或能量合剂等。

第三，降温。体温降低后，脑代谢降低，耗氧量减少，有利于脑细胞恢复和减轻脑水肿。但对脑出血，应用药物作冬眠降温时副作用很多，如冬眠合剂中的哌替啶可抑制呼吸，氯丙嗪可有血压降低等副作用。全身降温可影响心脏功能，易发生肺炎等并发症，故临床多用冰毯物理降温。

第四，护理。病人有昏迷或肢体瘫痪，勤翻身，早期行床上肢体功能锻炼、按摩，以防褥疮或下肢静脉血栓形成。注意口腔清洁，保持大小便通畅。

（二）调控血压治疗

脑出血后血压升高的机制主要有两方面：①神经内分泌系统（交感神经系统、肾素–血管紧张素轴、糖皮质激素系统）的应激反应。②颅内压升高。关于高血压性脑出血的血压理想控制问题一直存在争议。降压应根据患者的临床情况选用恰当的药物。一般主张不用强力的神经节阻滞剂。可肌内注射硫酸镁，现多认为静脉滴注硝酸甘油，更利于滴速控制，易行又安全。在用降压药时，除了防止副作用外，当降血压效果不显著时，还应排除颅内高血压所致的血压增高，必须积极同时用脱水剂。此外，不管是药物或是脑病变所引起的血压持续过低，都应选用升压药（多巴胺、去甲肾上腺素等）以维持所需的血压水平，防止脑损害的进一步加重。

（三）抗脑水肿降颅内压治疗

较大的脑内血肿压迫脑组织引起脑水肿，多在 2 ~ 3 天内达高峰，其结果是颅内压增高，甚至导致脑疝。因此，控制脑水肿和颅内高压是降低病死率的关键。颅内压的精确判断，须依靠特殊的仪器，且有一定的创伤性，不能满足临床需求。临床上通常可凭意识障碍、血压、脉搏、呼吸等变化以及影像学表现来判断。

临床上有指征使用脱水剂时，一般采用静脉或肌内注射，在严重失水又有颅内高压时，可试行颈动脉内注射甘露醇40~60mL，可达到脑组织脱水而对全身影响较小。必须根据颅内压增高的程度和心、肾功能等全身情况来考虑选用脱水剂及其剂量。在昏迷较深或出现脑疝早期征象时，须用强脱水剂。通常应选2~3种交替使用，如20%甘露醇、呋塞米、甘油类制剂。有心或肾功能不全者，常须先使用呋塞米或依他尼酸钠。使用等渗盐水可防止血液浓缩，3%盐水可补充液体和控制颅内压。也可用胶性液体（20%或25%的白蛋白）来防止血容量减少，避免低血压。

参考文献

[1] 郭礼，苏宝庆，等.最新临床内科诊疗精要[M].西安：西安交通大学出版社，2018.

[2] 罗艺，喻明霞，潘运宝，等.实验诊断学MOOC-CBL教学体验式学习新模式的思考[J].基础医学教育，2023，25（4）：334.

[3] 马少林，朱晓萍.机械通气与膈肌萎缩[J].国际呼吸杂志，2012，32（1）：70.

[4] 潘勇浩，杨克戎，刘舒婷.现代内科疾病临床实践[M].北京：科学技术文献出版社，2017.

[5] 谭惠文，覃萌，余叶蓉，等.肢端肥大症诊断和药物治疗进展：2021年《垂体协会肢端肥大症诊治指南更新》解读[J].中国全科医学，2021，24（27）：7.

[6] 谭琼.垂体前叶功能减退症[J].健康必读（下旬刊），2011：441.

[7] 杨庭树.北京医师协会组织编写《心血管内科》[M].北京：中国医药科技出版社，2014.

[8] 柳河.新编内分泌代谢病学[M].长春：吉林科学技术出版社，2019.

[9] 徐敏.神经内科临床诊疗实践[M].天津：天津科学技术出版社，2019.

[10] 张振刚.新编肿瘤临床诊疗技术[M].长春：吉林科学技术出版社，2018.

[11] 熊艳.消化内科临床与进展[M].长春：吉林科学技术出版社，2019.

[12] 张学勇，于志刚，周凌，等.临床血液内科疾病诊疗学[M].天津：天津科学技术出版社，2011.

[13] 杨国斌.现代医学伦理学面临的新挑战[J].医学研究生学报，2012，25：113.

[14] 何权瀛.现代临床医学正在走向危险的边缘[J].医学与哲学：A，2013（1）：4.

[15] 郭海强，曲波，孙宝志.现代医学模式下医学院校的课程整合[J].医学教育研究与实践，2010，18（3）：474.

[16] 孙云，金家贵，曹东亮，等.现代医学影像技术在冠心病诊断中的应用[J].成

都医学院学报，2015（04）：483.

[17]余学飞，余继伦.现代医学电子仪器原理与设计[M].广州华南理工大学出版社，2007.

[18]包尚联，高嵩.现代医学影像物理学进展[M].北京：北京大学出版社，2014.

[19]方积乾，陆盈.现代医学统计学[M].北京：人民卫生出版社，2015.

[20]袁冰.现代中医学导论[M].北京：人民卫生出版社，2011.

[21]伦永志.现代医学检验进展[M].厦门：厦门大学出版社，2018.

[22]李玉荣，何美.传统医德对现代医学人文教育的启示[J].高教学刊，2016，（18）：36+38.

[23]杨志寅.现代医学科学发展中的缺憾与思考[J].中华诊断学电子杂志，2013，1（1）：1–7.

[24]王巧巧，宋绍繁.现代医学人文精神的培植与实践探索[J].中国医院管理，2011，31（11）：96.

[25]李伟华，亢泽峰.现代医学与传统医学对白内障的研究进展与思考[J].国际眼科杂志，2010，10（2）：288–291.

[26]张秋菊.现代医学模式转变面临的挑战与对策分析[J].中国医学伦理学，2011，24（3）：298–299+338.

[27]雷程灏，王尧.依帕司他在糖尿病并发症治疗中的作用[J].现代医学，2011，39（1）：112–116.

[28]王敏，李玉琢，李莉艳，等.延续性护理对肺结核手术后出院患者的影响[J].现代医学，2012，40（4）：490–492.

[29]梅燕萍，刘洪珍，高洪妹，等.食管癌切除术后早期肠内营养的临床研究与护理[J].现代医学，2011，39（1）：22–25.

[30] 杨挺，蒋赞利，茅祖斌.血塞通在中枢神经系统疾病中的应用[J].现代医学，2010，038（1）：86.

[31]史晓林，刘康.老年性骨质疏松症中西医结合诊疗指南[J].中国骨质疏松杂志，2024，30（7）：937–946.

[32]梅娟，杨传经，饶睿.肥胖型2型糖尿病三位一体诊疗模式临床实践[J].光明中医，2023，38（22）：4365–4368.

[33]丁文华，谭惠文.垂体柄增粗的病因与临床诊疗进展[J].重庆医科大学学报，

2023，48（9）：1051-1055.

[34]孙瑾，桑建中，曹华.喉神经内分泌肿瘤临床诊疗分析[J].河南医学研究，2023，32（10）：1766-1770.

[35]霍勇，郑博，刘耀琨.冠心病介入诊疗最新临床研究进展[J].临床心血管病杂志，2023，39（5）：327-331.

[36]张轩豪，孟国梁.胰腺神经内分泌肿瘤临床诊疗策略解析[J].现代医学与健康研究电子杂志，2023，7（1）：134-138.

[37]贾琼.无痛胃镜在消化内科临床诊疗中的应用价值分析[J].医学食疗与健康，2021，19（15）：31+59.

[38]李再全.冠心病慢性心力衰竭患者并发室性心律失常的临床诊疗分析[J].中国现代药物应用，2021，15（15）：141-144.

[39]魏佳军，曾非.神经内科疑难危重病临床诊疗策略[M].华中科技大学出版社：202105.339.

[40]陈浩宇，高峻青，黄昭华，等.痛风引起腕管综合征诊疗的临床研究[J].中国矫形外科杂志，2021，29（7）：653-655.

[41]杜亚军，刘秀红，刘国星，但国梅.冠心病慢性心力衰竭患者并发室性心律失常的临床诊疗分析[J].中国实用医药，2019，14（22）：81-83.

[42]王佳.探讨神经内科复视患者的临床诊疗效果[J].临床医药文献电子杂志，2019，6（37）：74.

[43]韩洪昊.探讨神经内科复视患者的临床诊疗效果[J].世界最新医学信息文摘，2018，18（75）：58.

[44]赵源群.神经内科临床患者的常见疾病分析[J].临床合理用药杂志，2018，11（11）：167-168.